In Verbindung mit den Büchern der Ärztlichen Praxis und nach den gleichen Grundsätzen redigiert, erscheint die Monatsschrift

Die Ärztliche Praxis

Unter steter Bedachtnahme auf den in der Praxis stehenden Arzt bietet sie aus **zuverlässigen Quellen sicheres Wissen und berichtet** in kurzer und klarer Darstellung über alle Fortschritte, die für die ärztliche Praxis von unmittelbarer Bedeutung sind.

Der Inhalt des Blattes gliedert sich in folgende Gruppen:

Originalbeiträge: Diagnostik und Therapie eines bestimmten Krankheitsbildes werden durch erfahrene Fachärzte nach dem neuesten Stand des Wissens zusammenfassend dargestellt.

Fortbildungskurse: Die internationalen Fortbildungskurse der Wiener medizinischen Fakultät teils in Artikeln, teils in Eigenberichten der Vortragenden. Das Gesamtgebiet der Medizin gelangt im Turnus zur Darstellung.

Seminarabende: Dieser Teil gibt die Aussprache angesehener Spezialisten mit einem Auditorium von praktischen Ärzten wieder.

Neuere Untersuchungsmethoden: Die Rubrik macht mit den neueren, für die Praxis geeigneten Untersuchungsmethoden vertraut.

Aus neuen Büchern: Interessante und in sich abgeschlossene Abschnitte aus der neuesten medizinischen Literatur.

Zeitschriftenschau: Klar gefaßte Referate sorgen dafür, daß dem Leser nichts für die Praxis Belangreiches aus der medizinischen Fachpresse entgeht.

Der Fragedienst vermittelt jedem Abonnenten in schwierigen Fällen, kostenfrei und vertraulich, den Rat erfahrener Spezialärzte auf brieflichem Wege. Eine Auswahl der Fragen wird ohne Nennung des Einsenders veröffentlicht.

Die Ärztliche Praxis kostet **im Halbjahr zurzeit Reichsmark 3,60** zuzüglich der Versandgebühren.

Alle Ärzte, welche die Zeitschrift noch nicht näher kennen, werden eingeladen, Ansichtshefte zu verlangen.

Innerhalb Österreich wird die Zeitschrift nur in Verbindung mit den amtlichen „Mitteilungen des Volksgesundheitsamtes“ ausgegeben.

NEUROSEN UND PSYCHOSEN DER WEIBLICHEN GENERATIONSPHASEN

VON

PROFESSOR DR. **MARTIN PAPPENHEIM**
WIEN

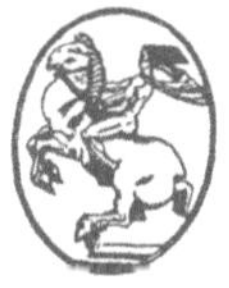

WIEN UND **BERLIN**
VERLAG VON JULIUS SPRINGER
1930

ISBN 978-3-7091-9695-3 ISBN 978-3-7091-9942-8 (eBook)
DOI 10.1007/978-3-7091-9942-8

Inhaltsverzeichnis.

Einleitung.

Schon den Forschern des Altertums war es aufgefallen, daß zur Zeit der Generationsvorgänge des Weibes, namentlich in der Schwangerschaft und im Wochenbette, aber auch während der Menstruation, besonders häufig psychische Störungen auftreten, und derartige Beobachtungen haben im vorigen Jahrhundert zur Aufstellung eigener Generationspsychosen geführt. Neuere Erfahrungen haben gelehrt, daß echte Generationspsychosen, Psychosen von spezifischem Gepräge, die für bestimmte Generationsvorgänge charakteristisch wären, nicht existieren, daß vielmehr im Zusammenhange mit diesen Generationsvorgängen nur Krankheitsbilder vorkommen, die sich auch in anderen Lebensperioden finden. Es hat sich aber dennoch bestätigt, daß gewisse Vorgänge im weiblichen Leben zum Ausbruche verschiedenartiger nervöser und psychischer Störungen in besonderem Maße disponiert machen. Das ist begreiflich, wenn man bedenkt, daß die Art der Fortpflanzungstätigkeit an das Weib, welches im Gegensatz zum Manne über den Sexualakt hinaus zum „vergänglichen Träger des Keimplasmas" (Freud) wird, sehr große Anforderungen auf körperlichem und seelischem Gebiete stellt.

In der Auffassung der mit den Generationsvorgängen zusammenhängenden nervösen Krankheitszustände hat sich ein starker Wandel vollzogen, der der Entwicklung der Lehre von den Neurosen und Psychosen im allgemeinen entspricht. Während vor einigen Jahrzehnten, dem damaligen Standpunkte der Naturwissenschaften entsprechend, nervöse und psychische Störungen als unmittelbarer Ausdruck organischer Gehirnveränderungen angesehen wurden, der Zusammenhang mit seelischen Vorgängen aber kaum Interesse erweckte, haben sich in der modernen Wissenschaft in immer größerem Umfange Bestrebungen geltend gemacht, solche krankhafte Zustände zur

Gesamtpersönlichkeit des Kranken vor dem Ausbruche der Erkrankung, zur sogenannten prämorbiden Persönlichkeit, in Beziehung zu setzen, zu den Eigenarten seines individuellen Charakters, zu seinen früheren Erlebnissen und Erfahrungen, zu den Einflüssen von Erziehung und Milieu, die auf ihn eingewirkt haben, zu seinen Einstellungen gegenüber den Problemen des Lebens und zu den Gemütseinwirkungen, die mit den krankhaften Erscheinungen in einem unmittelbar verständlichen Zusammenhang stehen.

Freilich wäre es verfehlt, die Rolle der körperlichen Faktoren, die bei den seelischen Störungen der weiblichen Generationsvorgänge mitspielen, zu vernachlässigen. Beide, sowohl die starken Veränderungen im endokrinen System als auch die seelischen Reaktionen auf die besonderen Geschehnisse in diesen Lebenszeiten, sind von großer Bedeutung. Die Veränderungen im biologischen Geschehen und die seelischen Verläufe und Zusammenhänge wirken zusammen und Veränderungen auf somatischem Gebiete üben auf seelische Mechanismen ebensowohl ihren Einfluß aus, wie umgekehrt seelische Vorgänge in körperlichen Erscheinungen ihren Ausdruck finden. Dadurch ergeben sich Auswirkungen höchst komplizierter Art, die in ihren Zusammenhängen noch keineswegs klar erforscht sind. Die moderne Forschung hat immer mehr die Ganzheit der Persönlichkeit betont und sich bemüht, das Zusammenwirken der einzelnen Teile zu einem harmonischen Ganzen aufzuzeigen. Den einzelnen Teilen kommt nun eine große Bedeutung in dem Sinne zu, daß durch eine Störung in einem von ihnen nicht nur dieser Teil, sondern der Organismus in seiner Gesamtheit abgeändert wird. Hierbei spielen ebenso psychische Reize wie körperliche Veränderungen eine große Rolle.

Wenn wir uns in den folgenden Ausführungen mehr der psychischen Seite dieser Geschehnisse zuwenden, so geschieht das nicht deshalb, weil wir die körperlichen Gegebenheiten unterschätzen — wir setzen ihre Wirkung vielmehr stillschweigend überall voraus — sondern einerseits deshalb, weil sie im Gegensatz zu den psychischen Erscheinungen vielfach nicht weiter analysierbar sind, andererseits aber aus dem Grunde, weil sie in einem in dieser Sammlung von Novak veröffentlichten Buche, mindestens für einen Teil der hier zu besprechenden Generationsvorgänge, eingehend dargestellt wurden.

Wir haben es, der großen Bedeutung der Psychoanalyse

entsprechend, für zweckmäßig gehalten, den Lesern dieser Bücherserie auch einiges von den Erkenntnissen dieser Wissenschaft zu vermitteln, wobei wir uns auf die Arbeiten Freuds, des genialen Begründers der Psychoanalyse, und seiner Schüler, insbesondere auch, ohne im einzelnen zu zitieren, auf ein Buch von Helene Deutsch stützen, das sich mit der „Psychoanalyse der weiblichen Sexualfunktionen" beschäftigt.

Zur Vermeidung von Wiederholungen in den einzelnen Kapiteln und zum besseren Verständnisse der Neurosen und Psychosen der weiblichen Generationsvorgänge erschien es uns notwendig, in einem eigenen Kapitel unsere allgemeinen Kenntnisse über das Wesen der Neurosen und Psychosen und über ihre Behandlung darzustellen.

I. Wesen und Behandlung der Neurosen und Psychosen.

Zwei Reihen von Erscheinungen sind es, die man als nervös oder neurotisch bezeichnet: Erscheinungen auf seelischem Gebiete und Erscheinungen auf körperlichem Gebiete. Sie sind von mannigfaltigster Art und finden sich in den meisten Fällen in verschiedenster Weise miteinander kombiniert.

Unter den seelischen Störungen spielen Anomalien des Gemüts- und Affektlebens eine sehr große Rolle. Manche Kranken klagen über Verstimmungszustände trauriger, düsterer, verzweifelter, ängstlicher oder ärgerlich gereizter Tönung, andere über abnorme Erregbarkeit mit Neigung zu starken Affektausbrüchen und Jähzornshandlungen. (Der Laie bezeichnet hauptsächlich solche reizbare Menschen als „nervös".) Manche klagen über große Schüchternheit, über Mangel an Selbstvertrauen und Entschlußunfähigkeit u. dergl. mehr oder über das Gefühl allgemeinen Unbehagens und über leichte Ermüdbarkeit, die ihre Arbeitsfähigkeit beeinträchtigen. Recht verbreitet sind allerlei Zwangserscheinungen, die sich darin äußern, daß der Kranke, gegen sein bewußtes Wollen und trotz seiner Einsicht in die Unsinnigkeit oder Unmöglichkeit seines Tuns, genötigt ist, etwas Bestimmtes zu denken, zu sprechen oder auszuführen. Solche Kranke müssen beispielsweise immer an einen bestimmten Gegenstand denken oder bei jeder Tätigkeit eine Frage an den Sinn dieser Handlungen knüpfen, oder es besteht der Zwang, die Pflastersteine auf der Straße zu zählen, sich mehrmals zu überzeugen, ob eine Türe versperrt ist, sich immer wieder die Hände zu waschen, was in schweren Fällen jede andere Tätigkeit unmöglich machen kann. Manche Kranke gestalten jede ihrer Handlungen zu einem eigenartigen „Zwangszeremoniell". Es gibt auch Zwangsbefürchtungen und Zwangsantriebe, so die Befürchtung, mit einem in Reichweite liegenden Messer jemanden verletzen zu können, den Antrieb, aus dem Fenster zu springen, und vieles andere. Angstvorstellungen spielen im Seelenleben des Nervösen eine große Rolle. Vielfach handelt es sich um eine unbestimmte Angst, oft ist die Angst an bestimmte Personen oder bestimmte Örtlichkeiten geknüpft: Phobie. Hierher gehört die Angst vor bestimmten Tieren, die Gewitterangst, die am meisten verbreitete Platzangst (Agoraphobie), das ist die Angst vor dem Überschreiten eines Platzes oder vor dem Betreten der Straße überhaupt. Manche Kranken werden von quälender Angst beherrscht, daß einem abwesenden Elternteil oder dem Ehegatten oder einem Kinde etwas geschehen könnte, und vieles andere dieser Art.

Auf körperlichem Gebiete finden sich allerhand Störungen subjektiver und objektiver Natur, die man dann als nervös bezeichnet, wenn ihnen keine organische Veränderung zugrunde liegt. Hierher gehören Schmerzen der mannigfachsten Art, die nicht durch körperliche Erkrankungen bedingt sind, Störungen des Schlafes und Funktionsstörungen verschiedener gesunder Organe: Herzklopfen, Magenbeschwerden, Erbrechen, Durchfälle. Hierher gehören ein Teil der sogenannten Tiks (unwillkürliche Bewegungen wie Augenblinzeln, Kopfschütteln u. dergl. mehr), hysterische Lähmungserscheinungen, Ohnmachten, hysterische Krampfanfälle usw. Störungen des Geschlechtslebens, Potenzstörungen beim Manne, geschlechtliche Kühle bei der Frau und vieles andere finden sich bei neurotischen Persönlichkeiten außerordentlich häufig.

Was die seelischen Anomalien der Nervösen betrifft, so ist es leicht einzusehen, daß sie zum Seelenleben des Gesunden nicht in einem schroffen Gegensatze stehen, daß sie vielmehr nur quantitative Abweichungen vom durchschnittlichen seelischen Geschehen bedeuten und mit diesem durch fließende Übergänge verbunden sind. Man kann einerseits sagen, daß kein Gesunder von nervösen Erscheinungen völlig frei ist, daß jeder sozusagen latent neurotisch ist, daß andererseits aber auch die Neurose keinen gleichmäßigen Dauerzustand bildet, daß ihre Symptome vielmehr erhebliche Schwankungen aufweisen und insbesondere von allerhand äußeren Situationen abhängig sind. Man denke nur an jene reizbaren Menschen, die im Rahmen der Familie durch ihre immer wiederkehrenden Explosionen auffallen, die aber beispielsweise Vorgesetzten gegenüber eine sehr gute Beherrschung aufweisen.

Neurotische Menschen sind also nicht andere Menschen als die gesunden, sie unterscheiden sich von ihnen vielmehr nur durch ein Mehr an nervösen Erscheinungen, durch eine größere Zahl von Anomalien, durch die stärkere Ausprägung einzelner Abweichungen.

Die Frage, was auf diesem Gebiete noch als gesund zu gelten hat und was schon als krankhaft zu bezeichnen ist, ist daher manchmal kaum zu entscheiden. Doch wird man im allgemeinen Menschen, die erhebliche subjektive Beschwerden und das Gefühl des Krankseins haben, oder Menschen, die in ihren Beziehungen zu den Mitmenschen, namentlich in ihren geschlechtlichen Beziehungen, in höherem Maße gestört sind, als krank betrachten können.

Man darf aber nicht übersehen, daß es Formen und Grade von Nervosität gibt, die zwar beispielsweise die Beziehungen zur Umwelt stark beeinträchtigen, die aber auf der anderen Seite doch größere persönliche Leistungen, ja selbst höchstwertige Kulturarbeit ermöglichen, und man darf sogar annehmen, daß unter Umständen gewisse nervöse Erscheinungen eine notwendige Voraussetzung großer Leistungen bilden. Kretschmer hat gewisse Grade seelischer Abweichung, einen psychopathischen Einschlag, als einen wesentlichen Faktor für die Entstehung der Genies bezeichnet.

Bedeutung der seelischen und körperlichen Vorgänge für die Entstehung der Neurosen.

Was die Einstellung des Kranken zu seinen seelischen Abweichungen betrifft, so zeigt er in den meisten Fällen die Neigung, seinen seelischen Störungen eine körperliche Grundlage zu unterlegen, sei es im Sinne einer entsprechenden Veranlagung, sei es im Sinne von körperlichen Anstrengungen, von Übermaß an Arbeit u. dgl. mehr.

Nun ist der Einfluß körperlicher Momente auf die Entwicklung nervöser Störungen keineswegs zu bestreiten. Wir können ja schon im Alltag sehen, daß mangelnder Schlaf, Übermüdung u. dergl., daß insbesondere auch längere Entbehrungen zu nervösen Störungen führen; wir können bei empfindsamen Persönlichkeiten beispielsweise den Einfluß der Witterung beobachten und wir wissen insbesondere auch, daß körperliche Erkrankungen auf das Seelenleben mächtig einwirken. So ist beispielsweise die Angst eine häufige Begleiterscheinung organischer Herzaffektionen, so wirken namentlich Veränderungen im Bereiche der Drüsen mit innerer Sekretion in hohem Maße auf das Seelenleben ein. In deutlicher Weise zeigt sich das ja bei Veränderungen der Schilddrüsentätigkeit. Wir wissen insbesondere auch, daß das sogenannte vegetative Nervensystem, welches einen besonderen Einfluß auf die wichtigsten körperlichen Funktionen ausübt, nicht nur zu den innersekretorischen Drüsen, sondern auch zum Affektleben in innigster Beziehung steht, und stellen uns vor, daß sich eine erhöhte Erregbarkeit dieses Systems — man hat Persönlichkeiten, die diese Übererregbarkeit aufweisen, als vegetativ stigmatisiert bezeichnet — irgendwie auch im Seelischen ausprägt.

Auch Vorzüge und Mängel der Veranlagung spielen bei der Entstehung nervöser Störungen zweifellos eine Rolle. Freilich wird ihre Bedeutung von vielen Ärzten überschätzt, während manche Forscher sie allzu wenig anerkennen. Die richtige Auffassung ist die, daß Anlage und Milieu bei der Entstehung der Neurosen eine große Rolle spielen. Man kann sich wohl vorstellen, daß es extreme Fälle gibt, in denen sich auf dem Boden einer abnormen Konstitution auch unter günstigsten Bedingungen nervöse Krankheiten entwickeln, und daß andererseits bei einer besonders glücklichen Veranlagung auch unter sehr ungünstigen Verhältnissen keine schwereren Störungen des seelischen Gleichgewichts zustande kommen müssen. Man kann sich aber im allgemeinen dem Eindrucke nicht entziehen, daß zahlreiche Persönlichkeiten der Erkrankung entgehen würden, wenn sie nicht in mißliche Lebenssituationen gerieten, und daß es sehr häufig von dem Maße der seelischen Belastung abhängt, die der Einzelne in seinem Leben erfährt, ob sich seine nervösen Dispositionen zu einer manifesten Erkrankung entwickeln oder nicht. Eine Stütze für diese Auffassung kann man in den günstigen Erfolgen einer heilpädagogischen Erziehung abnormer Kinder und in den zahlreichen Erfolgen erblicken, die die seelische Behandlung neurotischer Kinder und Erwachsener aufzuweisen hat.

In den letzten Jahren haben sich einige Forscher bemüht, engere Beziehungen zwischen konstitutionellen Körpereigenschaften und normalen und krankhaften seelischen Erscheinungen herzustellen. Kretschmer hat in seinen Körperbaustudien gezeigt, daß bestimmte Körperformen mit gewissen Temperamentarten verknüpft sind. So besitzt der pyknische Typ, der durch eine rundliche Körperform, durch eine weiche, breite Gesichtsform, durch gesunde Haut und volle Haare — oder aber beim Manne durch eine spiegelglatte Glatze — und durch Neigung zu Fettansatz am Rumpfe bei verhältnismäßig zarten Gliedern gekennzeichnet ist, sein psychisches Korrelat im sogenannten zykloiden Temperament des Gesunden. Die Zykloiden sind gesellige, freundliche, gemütliche, weltaufgeschlossene Menschen mit der Fähigkeit zum vollen Ausschöpfen ihrer Erlebnisse, voll Interesse an Personen und Dingen der Umwelt, mit einem harmonischen Gemütsleben, das mit der Umgebung mitschwingt, Menschen, deren Stimmung den äußeren Umständen entsprechend leicht und stark nach der heiteren oder traurigen Seite ausschlägt, wobei jedoch im Dauerzustande gewisse Unterschiede in dem Sinne bestehen, daß ein Teil dieser Persönlichkeiten im allgemeinen mehr zu einer heiteren, humorvollen, lebhaften Stimmung, ein anderer Teil mehr zu ruhiger Stille, zu Weichmütigkeit und schwernehmender Auffassung neigen. Pyknischer Körperbau und zykloides Temperament sind nach Kretschmers Untersuchungen bei einer großen Zahl von Manisch-Depressiven anzutreffen und kommen auch in ihren Familien besonders häufig vor. Freilich gibt es auch genügend Ausnahmen von dieser Regel.

Dem zykloiden Temperament stellt Kretschmer den schizoiden Typ gegenüber, der durch seine Neigung zur Absonderung von den Mitmenschen, durch Ängstlichkeit, Schüchternheit, Reizbarkeit und Neigung zu Jähzornausbrüchen gekennzeichnet ist, und der sich vorwiegend bei den leptosomen und athletischen Körperbauformen findet. (Die Leptosomen sind schmalgebaut, haben scharfe, magere Gesichtszüge, die Athleten einen grobknochigen, muskulösen Körperbau.) Die besondere Disposition des schizoiden Typs zur Erkrankung an Schizophrenie ist allerdings noch umstritten. Bei den Schizoiden verläuft die Pubertät oft besonders kritisch.

Jaensch hat es unternommen, gewisse Verschiedenheiten auf dem Gebiete subjektiver optischer Anschauungsbilder (eidetischer Erscheinungen) zur Aufstellung gewisser Typen heranzuziehen, und hat auch einen Zusammenhang von Entwicklungshemmungen der Hautkapillaren mit psychischen Anomalien behauptet. Doch haben sich die Untersuchungen dieses Forschers bisher keine größere Anerkennung verschafft.

Umgekehrt hat die moderne Forschung seelische Vorgänge auch als Ursache körperlicher nervöser Störungen erkannt. Daß eine solche Entstehung prinzipiell möglich ist, dafür sprechen schon Erfahrungen aus dem Alltage.

Ein Verständnis für diese Einwirkung gewinnt man, wenn man bedenkt, daß innere Sekretion und vegetatives Nervensystem, ebenso wie sie das Seelische beeinflussen, auch umgekehrt vom Seelischen her in höchstem Maße beeinflußt werden können. Man denke in dieser Richtung an die Beeinflußbarkeit des Herzgefäßsystems und der Darmtätigkeit durch Gemütserregungen, an das Herzklopfen und Bleichwerden bei Schreckwirkung, an Durchfälle, die bei manchen Menschen unter dem Einflusse von Angst auftreten. Es ist ferner beispielsweise schon lange bekannt, daß der Anblick, ja sogar die Vorstellung gewisser Speisen ganz ähnliche Veränderungen in der Sekretion des Magensaftes hervorruft wie der Genuß dieser Speisen selbst.

Insbesondere aber haben Untersuchungen in der Hypnose gezeigt, wie weitgehend körperliche Vorgänge durch seelische Einwirkungen beeinflußt werden können. So kann man in der Hypnose durch die suggestiv erzeugte Vorstellung der Verbrennung Brandblasen auf der Haut erzeugen, so hat man es zustande gebracht, bei Frauen durch Hypnose den Eintritt der Menstruation zu verzögern und zu beschleunigen. Ja man hat es sogar vermocht, bei Personen, die sich in einem sehr warmen Raume befinden, wobei sich unter normalen Verhältnissen eine Beschleunigung des Stoffwechsels einstellt, durch die hypnotische Suggestion einer starken Abkühlung solche Veränderungen am Körper hervorzurufen, wie sie normalerweise bei stärkerer äußerer Abkühlung eintreten. Es zeigt sich also in solchen Untersuchungen, daß Vorstellungen, die der Wirklichkeit nicht entsprechen, ein Übergewicht über die Reize der realen Umwelt erlangen können. Auch hat man deutliche Stoffumsatzsteigerungen durch die Hervorrufung hypnotischer und posthypnotischer Depressionszustände bei sonst normalen Individuen erzeugen können.

Interessante Zusammenhänge zwischen körperlichen und seelischen Vorgängen hat man beispielsweise in gewissen Fällen von krankhafter Eßlust nachweisen können (F. Deutsch). Beim normalen Menschen kommt es zugleich mit dem Auftreten des Hungergefühls zu einem Sinken des Zuckergehaltes im Blute. Bei solchen Vielessern bewirkt nun der krankhafte Eßdrang durch die Vorstellung, Hunger zu haben, allein ein stärkeres Sinken des Blutzuckers, welches nun gewissermaßen organisch das Hungergefühl hervorruft.

Theorien über die seelische Entstehung nervöser Störungen sind andeutungsweise schon zu Ende des 18. Jahrhunderts vom Engländer Sydenham, dann noch deutlicher vom Franzosen Briquet in der Mitte des 19. Jahrhunderts geäußert und später von einer Reihe namhafter Forscher weiter ausgebaut worden. Einen vorübergehenden Rückschlag erfuhren dann diese Erkenntnisse unter dem Einflusse des von Beard aufgestellten Begriffs der Neurasthenie, die dieser Autor als eine körperlich bedingte reizbare Schwäche des Nervensystems auffaßte, die er auf die schädlichen Einflüsse der zunehmenden Ansammlung von Menschen in den großen Städten zurückführte. Die große Wirkung, die diese Lehre ausübte, erklärt sich daraus, daß die Zurückführung nervöser Beschwerden auf Ursachen, die außerhalb der Persönlichkeit gelegen sind, der Tendenz des Nervösen aufs Beste entgegenkam. Die Wissenschaft hat aber diese Phase des Rückschlags verhältnismäßig bald überwunden und die psychologische Durchleuchtung nervöser Erkrankungen hat, durch französische Forscher angebahnt, einen ungeheueren Aufschwung erfahren.

Freud'sche Lehre.

Bahnbrechend für unsere modernen Erkenntnisse waren Veröffentlichungen von Breuer und Freud, die im Anfang der Neunzigerjahre des vorigen Jahrhunderts erfolgten und denen sich dann die bedeutenden Entdeckungen Freuds anschlossen, Entdeckungen, die der wissenschaftlichen Erforschung normaler und krankhafter seelischer Vorgänge ein ungeheures Neuland eröffnet haben, uns aber auch weit über das Gebiet der Medizin hinaus neue Zusammenhänge haben erkennen lassen.

Die erste Veröffentlichung von Breuer und Freud enthält die Beobachtung eines Mädchens, welches an verschiedenartigen hysterischen Erscheinungen, an einer Armlähmung und an Sehstörungen usw., litt und welches in längeren Aussprachen, die im hypnotischen Zustande erfolgten, unter starken Ausbrüchen von Erregung eine Reihe von eindrucksvollen Erlebnissen mitteilte, an die es im wachen Zustande keine Erinnerung gehabt hatte. Dabei zeigte es sich nun, daß mit dem Bewußtwerden der einzelnen vergessenen oder richtiger verdrängten Erlebnisse — unter Verdrängung versteht man die unbewußt gewollte Befreiung des Seelischen von allzu peinlichen Eindrücken — und mit dem Wiederaufflackern des mit ihrem Erleben verbundenen Affekts — die Autoren sprachen von einem Abreagieren des Affekts — die einzelnen krankhaften Erscheinungen verschwanden. Wir sehen also hier, daß durch Erlebnisse, die mit starken Affekten verknüpft sind, körperliche Krankheitssymptome verschiedener Art hervorgerufen werden können, und stellen uns vor, daß die Entstehung solcher Symptome einerseits von der Stärke des erlebten Affekts abhängt, andererseits mit gewissen körperlichen Dispositionen in Verbindung steht, die entweder angeboren sein oder auf die Weise zustande kommen können, daß vorausgegangene körperliche Erkrankungen oder seelische Erlebnisse ein bestimmtes Organ für Affekte besonders beeinflußbar gemacht haben.

Die späteren Beobachtungen Freuds haben gezeigt, daß derartige einzelne Erlebnisse das Wesen der Neurose noch nicht zu erklären vermögen, daß sie wohl die Entstehung eines sei es seelischen, sei es körperlichen Symptoms, nicht aber sein Bestehenbleiben begreiflich machen, daß vielmehr das Bestehenbleiben aus einer gewissen Einstellung der Persönlichkeit zu verstehen ist, die sich in den Dienst des krankhaften Symptoms stellt. Diese Einstellung aber ergibt sich aus der ganzen früheren Entwicklung der Persönlichkeit, in deren Rahmen der Kindheitsentwicklung eine große Bedeutung zukommt.

Nach psychoanalytischer Auffassung sind an dem Zustandekommen der Neurosen drei Momente beteiligt: Die hereditäre Disposition, ein aus der Kindheit stammender sogenannter infantiler, ungelöster und unbewußter seelischer Konflikt und ein aktueller Anlaß, der diesen Konflikt mobilisiert. Dieser aktuelle Anlaß kann nach Freud eine aktuelle Versagung triebhafter Art, eine Steigerung der an das Individuum von ihm selbst oder von anderen gestellten Anforderungen oder ein

Übermäßigwerden triebhafter Ansprüche sein, die infolge der äußeren Situation nicht erfüllbar erscheinen.

Der unbewußte seelische Konflikt steht unter dem Einflusse besonderer Triebkonstellationen, die sich in der Kindheit in typischer Weise entwickeln. Die Triebe, die einerseits im Körperlichen, in biologisch-hormonalen Vorgängen verankert sind, die sich aber andererseits mit den Erlebnissen aufs engste verknüpfen, haben ein Ziel, einen Inhalt (Triebgegenstand nach Husserl); sie drängen nach Befriedigung, die Freud in der Wiederherstellung eines früher vorhandenen Zustandes erblickt.

Freud hat ursprünglich zwischen Sexualtrieben (Sexualtrieb in dem später zu erwähnenden weiten Sinn und gegliedert in Partialtriebe) und Ich-Trieben unterschieden, die der Selbsterhaltung und der Eingliederung in die Gemeinschaft dienen. In seiner letzten Konzeption führt er alle Triebregungen auf zwei Grundtriebe, auf den Lusttrieb (Libidotrieb, Eros, erotischer Trieb) und den Todes- oder Destruktionstrieb zurück. Der Lusttrieb strebt nach steter Erneuerung des Lusterlebens, sein Ziel ist „sexuelle“ Befriedigung. Das Ziel des Todestriebes ist die Wiederherstellung des (leblosen) Zustandes vor dem Beginne des Lebens. Leben ist ständiger Kampf zwischen dem Triebe zum Sterben und dem lustfordernden Eros, und auch der Selbsterhaltungstrieb ist eine Kombination verschiedener Äußerungen der beiden Grundtriebe. Der Destruktionstrieb aber wendet sich nicht nur nach innen, sondern auch als angeborene Neigung zum „Bösen“ nach außen und ist als solcher an jeder Aggression, an Grausamkeit, an Rache und Haß, an Schuldgefühl und Sorge (gegen die eigene Person gerichtet) beteiligt. Federn glaubt, daß in der kalten Grausamkeit des geborenen Verbrechers, die keine Lust am Zufügen des Schmerzes kennt, der nach außen gewendete Destruktionstrieb, im Gegensatze zu dem lustvollen, mit Libido besetzten Sadismus und zu anderen mit egoistischen Regungen verknüpften Aggressionen, in reiner Form zum Ausdruck gelange. So stellt denn der Eros zugleich auch das die Menschen miteinander Verbindende und die Aggression das Trennende, Feindselige dar.

Der Lusttrieb kann unterdrückt werden. Unter dem Einflusse der Erziehung lernt das Kind, sich den Forderungen der Wirklichkeit anzupassen und auf die Befriedigung gewisser kindlicher Triebregungen zu verzichten. Es nimmt, ohne es zu wissen, die Lehren und Beispiele seiner Umgebung, mit der es sich identifiziert, in sich auf, es macht die Gebote und Verbote, die in Form von Worten und Taten an es herantreten, zu einem Teile seines Wesens, es erwirbt so allerhand moralische und ästhetische Vorstellungen und bildet eine Instanz aus, deren Aufgabe es ist, die moralische Persönlichkeit zu kontrollieren: Das Über-Ich oder Ideal-Ich, welches die Befriedigung gewisser Triebregungen nicht zuläßt, eine Instanz, die die Erfüllung ihrer — je nach der Beschaffenheit des Über-Ichs strengeren oder milderen — Forderungen viel gebieterischer erheischt, als es die Eltern getan haben, und die jeden Ungehorsam mit innerer Unzufriedenheit und Gewissensbissen bestraft.

Die Bildung des Über-Ichs führt dazu, daß das Kind auf die Befriedigung seiner Triebregung nicht nur verzichtet, sondern daß es von ihnen auch nichts wissen will, daß es sie vergißt. Damit geht aber auch die Erinnerung an diese ganze Kindheitsperiode fast vollkommen verloren.

Mißlingt der Verzicht auf eine Triebregung, so wird sie häufig ins Unbewußte, in das „Es" verdrängt. Sie behält dort ihre Energie, ihre Libido (Liebesenergie), und diese kann sich, oft Jahre und Jahrzehnte später, wenn infolge besonderer Konstellationen die Kraft zu ihrer Unterdrükkung nachläßt, auf verschiedenem Wege, entweder unverhüllt in der Form von Perversionen oder dort, wo die ursprüngliche Triebregung abermals vom Bewußtsein abgewehrt wird, in entstellter Form durchsetzen, sei es, indem sie sich in ein körperliches Symptom umwandelt (Konversion), sei es, indem sie allerhand Vorstellungen wachruft, die zum verdrängten Triebe in Beziehung stehen. So entstehen nach dieser Auffassung neurotische Symptome aus Stauung und Umsetzung der Energie, welche ursprünglich den dem Bewußtsein peinlichen und deshalb verdrängten Triebregungen anhaftete, und bedeuten den Versuch, zwischen einem Luststreben und den gegen dieses gerichteten Abwehrkräften einen Ausgleich herzustellen.

Die Periode der stärksten Verdrängungen bildet das Alter bis zum 5. Lebensjahre, ein Lebensalter, in dem ein starker Schub sexueller Entwicklung vor sich geht. In der allerersten Kindheit wird die Welt rein narzistisch erfaßt: Außenwelt und Ich sind im Ichgefühl des Kindes noch nicht getrennt. Die Gegenstände seiner Strebungen sind die eigenen Körperorgane: Autoerotismus, und das eigene Ich: Narzismus (das ist das Interesse am eigenen Ich, im Gegensatze zum Gegenstandsinteresse, der Objektlibido). Die Triebhaftigkeit macht sodann im frühen Kindesalter eine stufenweise Entwicklung von der prägenitalen (der Vorherrschaft des im engeren Sinne Geschlechtlichen vorausgehenden) zur genitalen Phase durch. Diese Entwicklung ist im Wesentlichen durch gewisse Teiltriebe (Partialtriebe) der Sexualität gekennzeichnet, welchen ebenso eine psychologische wie auch eine physiologische Bedeutung zukommt. Diese Teiltriebe hängen mit der Tatsache zusammen, daß im Verlaufe der Kindheitsentwicklung bestimmte Teile des Körpers als Quelle lustvoller Empfindungen in den Vordergrund treten (erogene Zonen). So gewinnt durch das Lustgefühl beim Saugen die Mundgegend eine besondere Bedeutung, was einerseits die Sprachentwicklung fördert, andererseits beispielsweise die Ursache des kindlichen Lutschens bildet und schließlich im Kusse seinen deutlichen erotischen Ausdruck findet. Man spricht von der oralen Phase der Sexualentwicklung (Oralerotik, Mundlust), die etwa das erste Lebensjahr des Kindes ausfüllt.

Eine zweite Phase, die ungefähr das zweite Lebensjahr beherrscht, ist durch das Lustgefühl am After, durch das Interesse des Kindes an der Entleerungsfunktion gekennzeichnet. Sie wird als anale (von anus, After) oder anal-sadistische Phase bezeichnet, weil in ihr auch (lustvoll-) grausame Triebregungen in Erscheinung treten. Der Darm spielt auch in der Phantasie des Kindes insofern eine Rolle, als das Kind in einer gewissen Entwicklungsperiode den Geburtsakt mit dem Darme in Zusammenhang bringt.

Die genitale (phallische) Phase erreicht ihren Höhepunkt im 4. oder 5. Lebensjahre. Sie ist durch sexuelle Neugierde und Fragelust, durch Schaulust und Exhibitionismus (Trieb, sich zu entblößen) und durch das Spielen am Geschlechtsteil, also durch die — für beide Geschlechter durchaus physiologische, ja geradezu notwendige — kindliche Onanie gekennzeichnet. Die genitale Phase verläuft beim Mädchen anders als beim Knaben. Die libidinöse Besetzung des Genitales bedeutet beim Knaben, der das entsprechende aktive Organ besitzt, einen geradlinigen Schritt nach vorwärts, in der Richtung der Entwicklung zur Sexualreife. Anders beim Mädchen. Für dieses wird in der ersten Periode dieser Phase die Klitoris zum Mittelpunkt des Interesses, sie nimmt die Bedeutung des Penis an und wird für einen vollwertigen Ersatz des männlichen Gliedes gehalten, was in dieser Lebensperiode zu einer Identifizierung des Mädchens mit dem Vater führt. (Aus dieser Zeit stammt der „Männlichkeitskomplex“ des Weibes, der einen dauernden Teil seiner psychischen Struktur bildet und der einerseits zu allerhand normalen Reaktionsbildungen, zu Sublimierungen — Vergeistigungen des Triebes — und zu bestimmten Charaktergestaltungen führt, andererseits aber bei einer ungünstigen Verarbeitung zu neurotischen Erscheinungen führen kann. Die Entdeckung der Penislosigkeit, die Anerkennung des Geschlechtsunterschiedes, welcher das Mädchen für einige Zeit Widerstand entgegensetzt, bedeutet für Mädchen eine „narzistische Kränkung“, die sich in allerhand seelischen Kämpfen äußert.

Auf jeder Stufe der infantilen Entwicklung kann es, sei es durch anlagemäßig bedingte Faktoren, sei es durch bedeutsame seelische Erlebnisse zu einer besonderen Betonung der ihr zugrunde liegenden Triebeinstellung kommen, die sich nicht unmittelbar in neurotischen Symptomen äußern muß, die aber bei späteren seelischen Belastungen gewissermaßen einen Ort geringeren Widerstandes darstellt, so daß unter der Einwirkung schädigender Einflüsse die Triebregungen, die diesen „Fixierungsstellen“ entsprechen, in besonderem Maße zum Durchbruche drängen. Werden sie wegen ihrer Beschaffenheit vom Bewußtsein abgelehnt und abermals verdrängt, so setzen sie sich in neurotische Symptome um, deren Charakter von jenen besonders betonten Partialtrieben abhängt (Regression).

So hat man bestimmte Triebsituationen der kindlichen Sexualität mit bestimmten Formen von Neurose in Zusammenhang gebracht, beispielsweise die Zwangsneurose mit einer Störung der anal-sadistischen, die Hysterie mit einer Störung der genitalen Entwicklungsphase. Da auch in der Kindheitsentwicklung die Teiltriebe nicht scharf voneinander getrennt sind, ist es begreiflich, daß auch bei den Neurosen gelegentlich Mischungen und Übergänge zwischen den verschiedenen Krankheitsformen vorkommen.

Eine sehr wesentliche Bedeutung für die Entwicklung des kindlichen Trieblebens, und damit auch für die weitere Gestaltung des Liebeslebens, ebenso wie für die Entstehung neurotischer Erkrankungen, kommt der Beziehung des Kindes zu seinen Eltern zu, die später gleichfalls der Verdrängung anheimfällt. Die Eltern, in selteneren Fällen fremde Pflegepersonen, bilden die erste Umgebung des Kindes, auf welche dieses vollkommen angewiesen ist, und stellen für das Kind die ersten Liebesobjekte dar. Während in den ersten Lebensjahren sowohl für den Knaben als auch für das Mädchen die Mutter das vornehmliche Liebesobjekt bildet, zeigt sich zwischen dem 3. und 5. Jahre schon eine gewisse Differenzierung der Geschlechter in dem Sinne, daß die Zuneigung des Knaben zur Mutter, die des Mädchens zum Vater stärker ausgeprägt ist, während der gleichgeschlechtliche Elternteil als Konkurrent empfunden wird, gegen den sich eine gewisse eifersüchtige, ja sogar feindselige, mit grausamen Antrieben verknüpfte Einstellung geltend macht. Die Psychoanalyse hat diese Einstellung nach der berühmten griechischen Sage von Ödipus, der, vom Gotte gewarnt, nicht im Vaterhaus bleiben wollte, um den vorausgesagten Streit mit dem Vater zu vermeiden, der aber dennoch, vom Schicksal gezwungen, ohne es zu wissen, wieder nach Hause kam, dort den Vater erschlug und die Mutter heiratete, als Ödipuskomplex bezeichnet. Diese Bezeichnung ist ein Ausdruck für den Wunsch des Kindes, der Liebespartner des andersgeschlechtlichen Elternteiles zu werden und den gleichgeschlechtlichen zu entfernen, was in der primitiven Auffassung des Kindes einem Todeswunsche gleichkommt.

Da das Kind gleichzeitig auch den gleichgeschlechtlichen Elternteil liebt und bewundert und auch dem andersgeschlechtlichen Elternteil gegenüber zwiespältige Gefühle hat, entsteht in diesen Kinderjahren ein seelischer Konflikt, der sich mit ängstlichen Befürchtungen vor dem übermächtigen Gegner, vor dem Verluste seiner Liebe verknüpft und zur Ausbildung eines Schuldgefühls Anlaß gibt. Jede aggressive Neigung, mag sie auch unterdrückt werden, kann dem Über-Ich, welches umso strenger ist, je strenger die Erziehung auf dem Kinde gelastet hat, Gelegenheit geben, das Ich mit Schuldgefühlen zu quälen.

Auch den Geschwistern gegenüber zeigt das Kind eifersüchtige Regungen, umso stärkere, je mehr es an der Mutter hängt, deren Liebe es nicht teilen will. Auch diese Eifersucht führt zu einem Gefühlskonflikt, da die Erziehung vom Kinde eine der ursprünglichen Regung entgegengesetzte Einstellung fordert: daß es seine Geschwister liebe.

Von großer Bedeutung für die Entstehung der Neurose ist

ferner ein Komplex, den die Psychoanalyse als Kastrationskomplex bezeichnet. (Komplex ist eine Summe von Vorstellungen, die durch ein bestimmtes Gefühl mit einander verknüpft sind.) Nach Freud wirkt sich dieser Komplex in jeder Angst aus und Angst bildet ein außerordentlich häufiges und oft am meisten hervorstechendes Symptom der Neurose. Der Kastrationskomplex äußert sich beim Knaben in der Furcht vor dem Verluste des Penis als Strafe für seine Aggression gegen den Vater, beim Mädchen als Kränkung über die Penislosigkeit, die es als Strafe für die kindliche Onanie und den mit sexuellen Phantasien einhergehenden Ödipuskomplex empfindet. (Eine Patientin glaubte als Kind, daß die Beschneidung, von der es in der Bibel las, an Mädchen vollzogen werde.) Diese Kastrationsangst kann beim Kinde, das seinen Körper ursprünglich für unversehrbar hält, durch jede Strafe und jede körperliche Bedrohung rege werden. Besonders rege wird sie dann, wenn die Frühonanie in scharfer Weise verboten oder gar durch allerhand Drohungen untersagt wird. Erinnerungen an solche Drohungen tauchen bei der Behandlung von Neurotikern sehr häufig auf. Sie spielen bei der Entstehung der Neurose eine sehr große Rolle und man kann deshalb die Gefahren kaum überschätzen, die für das Kind aus erzieherischen Drohungen erwachsen.

Die Art, wie diese ganze infantile Entwicklung vor sich geht, wie sich aus der Verarbeitung der kindlichen Triebe soziale und moralische Eigenschaften, der Charakter, die Persönlichkeit des Menschen bilden, das ist bis zu einem gewissen Grade für sein weiteres Schicksal ausschlaggebend. Man kann auf Grund der modernen Erfahrungen sagen, daß eine wesentliche Ursache der Neurosen auch des Erwachsenen regelmäßig auf dieser Kindheitsentwicklung beruht. Die durch die verdrängten Erlebnisse geschaffenen Haltungen oder Reaktionsbereitschaften beeinflussen aber auch das Denken, Fühlen und Handeln des Gesunden in hohem Maße. Allenthalben gehen in das bewußte Tun der Persönlichkeit Motive ein, die aus dem Unbewußten stammen. So kann beispielsweise bei der Wahl des Ehepartners auch im Bereiche der physiologischen Breite die frühkindliche Bindung an die Eltern eine große Rolle spielen, so etwa die Wahl der Ehegattin durch das Vorbild der Mutter beeinflußt werden. Als neurotisch kann man es wohl schon betrachten, wenn z. B. manche Männer unfähig sind, eine Ehe einzugehen, weil ihnen, ohne daß sie es wissen, stets das Bild ihrer Mutter vorschwebt, sie deshalb die Frau, die sie suchen, nicht finden können, oder wenn jemand aus demselben Grunde von einer Frau zur andern wandert (Typ des Don Juan).

In besonderem Maße macht sich das Unbewußte in den Träumen geltend, und die durch Freud geschaffene Analyse der entstellten Traumvorgänge hat einen breiten Zugang zur Erkenntnis verdrängter Triebregungen geschaffen. In ähnlicher Weise hat Freud auch gezeigt, daß viele Handlungen des täglichen Lebens, das Versprechen, Vergreifen u. dgl., durch unbewußte Vorgänge determiniert sind.

Bei der Entstehung der Neurosen aber spielt auch eine mit der gesamten Persönlichkeit zusammenhängende Einstellung eine große Rolle, die Freud als Krankheitsgewinn bezeichnet hat, eine Einstellung, die sich aus dem unbewußten Interesse des Nervösen an dem Bestehen seiner nervösen Erscheinungen erklärt. Der Neurotiker verschafft sich vielfach durch seine Erkrankung allerhand äußere und innere Vorteile: er genießt in hohem Maße die Beachtung und Fürsorge seiner Umgebung, er beschwichtigt durch sein Leiden sein Schuldgefühl. Er sucht aber vor allem durch seine Krankheit der inneren Konfliktnot zu entrinnen, er flüchtet vor seinen von der Wirklichkeit nicht erfüllbaren Wünschen, vor seinen Sehnsüchten und Unbefriedigtheiten in die Neurose, die es ihm ermöglicht, der Lösung seiner Triebkonflikte auszuweichen. Er tut das allerdings auf Kosten von Krankheitserscheinungen, die bei objektiver Betrachtung meistens unangenehmer sind, als es die Überwindung der gegebenen Konfliktsituation für den Gesunden wäre, er nimmt aber seine Krankheitserscheinungen deshalb in den Kauf, weil er die inneren Schwierigkeiten übermäßig peinlich empfindet. Dieser Umstand erklärt die Tatsache, daß sich neurotische Zustände mit Vorliebe in Situationen einstellen, in denen die Persönlichkeit vor größeren Entscheidungen steht, so beispielsweise vor dem Eingehen einer Ehe. Eine Patientin meiner Beobachtung war 7 Jahre mit einem Manne verlobt, den sie gern hatte, und bekam während dieser Zeit jedesmal, wenn der Termin der Hochzeit bestimmt war, schwere nervöse Störungen, die sie dazu zwangen, ihrer Scheu vor der Ehe Rechnung zu tragen und den Termin der Hochzeit wieder aufzuschieben. So ermöglicht die Neurose, die unentschiedene

Situation aufrecht zu erhalten und der gefürchteten Entscheidung zu entgehen.

Individualpsychologie.

Diese Zielsetzung der Neurose hat Alfred Adler in den Mittelpunkt seiner Lehre gestellt. Neurotische Erscheinungen und nervöse Charakterzüge sind nach seiner Auffassung gewollte und geplante, aber nicht bewußte seelische oder körperliche Verhaltungsweisen, die sich in der teilweisen oder vollkommenen Nichterfüllung einzelner oder sämtlicher Lebensaufgaben auswirken. Bestimmt wird auch nach Adler diese Haltung durch Erlebnisse in der Kindheit, durch den Zwiespalt zwischen dem Geltungsstreben des Menschen, seinem Streben nach Macht, und seinem Minderwertigkeitsgefühl, das sich im schwachen Kinde in seiner überlegenen Umgebung entwickelt und das durch die angeborene Minderwertigkeit einzelner Organe verstärkt wird, welche auf psychischem Wege die körperliche und geistige Unsicherheit vermehrt. Dem Geltungsstreben steht das Gemeinschaftsgefühl gegenüber, das ist die durch das gemeinschaftliche Leben erzwungene Tendenz, sich unter Selbstaufgabe des Ichs allgemeinen Zielen zuzuwenden.

Aus dem Zusammenwirken dieser Tendenzen entwickelt sich nach Adler die Persönlichkeit, und die neurotischen Symptome sind letzten Endes der Ausdruck eines nicht geglückten Ausgleichs dieser Tendenzen und stellen Sicherungen und Kunstgriffe dar, die es dem „Entmutigten" ermöglichen, den Schwierigkeiten des Lebens aus dem Wege zu gehen, sich gefürchtete Niederlagen zu ersparen, sein gefährdetes Prestige zu retten, u. dgl. mehr.

Vermag auch diese „individualpsychologische" Theorie durch ihre Hintansetzung der Bedeutung, die dem konstitutionell Gegebenen, biologisch Fundierten für das seelische Geschehen zukommt, den naturwissenschaftlichen Forscher nicht zu befriedigen, und hat sie auch durch die einseitige Betonung des Macht- und Geltungsstrebens zu einer gewissen Schematisierung des Seelischen geführt, so haben ihre Gedanken doch in mancher Richtung befruchtend gewirkt und hat insbesondere auch die Anwendung ihrer Erkenntnisse auf die Erziehung des Kindes schon manche praktische Erfolge gezeitigt.

Behandlung der Neurosen.

Was die Behandlung der Neurosen betrifft, so ist es nicht zu bezweifeln, daß trotz der großen Bedeutung seelischer Momente für ihre Entstehung, bei ihrer innigen Verknüpfung mit körperlichen Vorgängen, in leichteren Fällen durch Einwirkung auf die somatische Sphäre, also durch medikamentöse und physikalische Heilverfahren Erfolge erzielt werden können. So setzen beispielsweise Brom, Kalzium und Atropin, sowie dessen verschiedene Derivate (Homatropin, Novatropin, Eumydrin), die man mitunter wegen ihrer geringeren Giftwirkung vorzieht, die Erregbarkeit des vegetativen Nervensystems herab, so können gegebenenfalls Schilddrüsenpräparate von guter Wirkung sein und haben namentlich auch Eierstockpräparate, besonders die hochwertigen Präparate der letzten Zeit, bei nervösen Zuständen der Frau, bisweilen auch bei Depressionszuständen, gute Wirkung. Das gleiche gilt gelegentlich von der derivierenden Behandlung nach Aschner.

Neben dieser Behandlung aber betreibt jeder Arzt unbewußt Psychotherapie, wobei die eigenartige Einstellung des Patienten zu seinem Arzte, der etwas Magisches innewohnt, die tröstende und suggestive Wirkung der ärztlichen Tätigkeit zu besonderer Geltung kommen läßt.

Auch Milieuwechsel und Anstaltsaufenthalte wirken gelegentlich günstig ein, namentlich dort, wo mehr aktuelle Konflikte das seelische Gleichgewicht stören und eine gewisse Zeit der Erholung die Lösung dieser Konflikte herbeizuführen und den Kranken wieder ins normale Geleise zu bringen vermag. Auch die Anwendung physikalischer Maßnahmen, Kaltwasserkur u. dgl., kann in leichteren Fällen Erfolge erzielen, wenn auch die Grundeinstellung, die den Nervösen kennzeichnet, durch solche Maßnahmen begreiflicherweise nicht beseitigt wird und die Heilwirkung daher in vielen Fällen bald wieder schwindet.

In zahlreichen Fällen aber kommt man mit solchen Maßnahmen nicht aus, und diese Fälle bedürfen einer bewußten und systematisch betriebenen psychischen Behandlung.

Unter den psychotherapeutischen Methoden hat sich eine Zeitlang die sogenannte Persuasionsmethode von Dubois einen Namen gemacht, die es sich zur Aufgabe stellt, an die Vernunft des Kranken zu appellieren, ihn zu überzeugen, daß er selbst seine krankhaften Erscheinungen hervorruft, und ihn mit Hilfe logischer Auseinandersetzungen zur Überwindung seines Leidens zu veranlassen.

Daß auch bei dieser Methode die Persönlichkeit des Arztes eine große Rolle spielt, unterliegt keinem Zweifel. Die Psychoanalyse hält die Beziehung des Kranken zum Arzt für ein besonders bedeutsames Moment und spricht von einer Übertragung, d. i. einer libidnösen Bindung des Kranken an den Arzt, welche in der Einstellung des Kindes zu seiner Umgebung, Eltern, gelegentlich Geschwistern, ihr Vorbild hat und den kindlichen Glauben an die Macht der Eltern in dem Glauben an den Arzt wieder aufleben läßt.

Eine gewisse Verwandtschaft mit der Persuasionsmethode hat auch die individualpsychologische Therapie, die sich wie jene an das Bewußtsein des Kranken wendet, ihn über das Mißverhältnis zwischen seinem Minderwertigkeitsgefühl und seinem übertriebenen Geltungsstreben aufklärt, ihm seine Finten und Kniffe aufzeigt und ihn zu veranlassen sucht, seine unzweckmäßige Einstellung aufzugeben. Wenn die Individualpsychologie es auch ablehnt ins Unbewußte einzudringen, so bemüht sie sich doch, möglichst weit auf Kindheitserlebnisse zurückzugreifen.

Die Suggestionsbehandlung und die Hypnose, eine besondere Form verstärkter Suggestion, wenden sich zum Unterschiede von diesen Methoden an das Triebhafte im Menschen. Sie können auf das Seelenleben in hohem Maße einwirken, aber auch direkt funktionell erkrankte Organe beeinflussen. (Selbst organisch kranke Organe sind in einem gewissen Maße hypnotischer Beeinflussung zugänglich.)

Die Psychoanalyse schließlich beeinflußt das Triebleben durch die Bewußtmachung des in der Verdrängung befindlichen triebhaften Unbewußten und durch die Freimachung falsch verwendeter oder verdrängter Anteile der Libido. Die Psychoanalyse steht auf dem Standpunkt, daß der Kranke die aus der Verdrängung befreiten Energien, einer inneren Tendenz zur Gesundung entsprechend, auch ohne eigentliche Belehrung zweckmäßig verarbeitet, weshalb sie sich von aktiven Beeinflussungen, von sogenannten psychagogischen Maßnahmen, möglichst fern hält, wenn sie auch auf solche nicht vollkommen verzichtet.

Die Grundregel der psychoanalytischen Behandlungsmethode besteht in der Verpflichtung des Kranken, auf ein zielbewußtes, gerichtetes Denken zu verzichten und alle spontanen Einfälle, ohne irgendwelche Auswahl, sogleich und ausnahmslos auszusprechen. Dadurch kommen längst vergessene Erinnerungen an die Oberfläche und gelingt es, unter Zuhilfenahme von Deutungen, denen insbesondere auch der Traum unterzogen wird, dem Kranken einen Einblick in unbewußte Zusammenhänge zu verschaffen und ihm zu einer Korrektur seiner unbewußten Einstellungen zu verhelfen.

Die Psychoanalyse hat, wie jede psychische Behandlung, mit starken Widerständen zu rechnen, die sich aus dem Krankheitsgewinn ergeben. Es ist verständlich, daß sich der Kranke wehrt, die ursprüngliche Konfliktsituation, die ihn zum Ausweichen in die Neurose veranlaßt hat, aus der Verdrängung zu befreien und sich mit seinem Konflikt auseinanderzusetzen.

In jüngster Zeit hat man die Bedeutung einer psychischen Behandlung auch für den Ablauf organischer Erkrankungen erkannt. Schon der Laie weiß, daß Schmerzen durch seelische Vorgänge in hohem Maße beeinflußt werden, daß sie durch ängstliche Erwartung gesteigert, andererseits durch die Anwesenheit eines Arztes gelegentlich zum Schwinden gebracht werden. Besonders bekannt ist ja, daß Zahnschmerzen im Wartezimmer des Arztes aufhören. In ähnlicher Weise wirken seelische Einstellungen auf alle körperlichen Krankheiten ein. So hat man gefunden, daß seelische Erregungen bei Lungentuberkulösen ausgesprochene Herdreaktionen hervorrufen können. Man weiß beispielsweise, daß die Pneumonie bei nervösen Kindern mit schwereren Allgemeinerscheinungen, insbesondere mit höherem Fieber verläuft, wie denn die Fieberkurve überhaupt von seelischen Einflüssen stark abhängt. Man weiß, daß keuchhustenkranke Kinder, die sich die erhöhte Fürsorge ihrer Umgebung erhalten wollen, ihre Hustenanfälle abnorm lange Zeit beibehalten u. dgl. mehr. Ein bekannter Internist hat hervorgehoben, daß in Fällen von Lungentuberkulose, in denen die Tendenz zur Heilung oder zum Fortschreiten des Prozesses einander die Wage halten, durch psychische Beeinflussung die Wagschale nach der Seite der Heilungstendenz gesenkt werden kann, und solche Erwägungen haben zahlreiche Internisten veranlaßt, die Notwendigkeit einer psychischen Behandlung auch bei organischen Krankheiten zu betonen.

Wesen und Behandlung der Psychosen.

Die eigentlichen Geisteskrankheiten unterscheiden sich von den Neurosen dadurch, daß bei ihnen der Kontakt mit der Außenwelt in hohem Maße verloren geht. Freud hat den Unterschied zwischen Neurosen und Psychosen dahin gekennzeichnet, daß in der Neurose ein Konflikt zwischen Ich und Es, in der Psychose teils zwischen Ich und Über-Ich, teils zwischen Ich und Außenwelt bestehe.

Die moderne Forschung pflegt die Psychosen in psychogenreaktive Psychosen, d. s. krankhafte Reaktionen auf seelische Reize ohne destruktive Tendenz (ohne Neigung zu einem fortschreitenden Abbau geistiger Funktionen, zu Demenz), in endogene oder autochthone, auf abnormer Gehirnanlage beruhende Psychosen und in exogene Psychosen einzuteilen. Exogen nennt man Geistesstörungen, die durch Giftstoffe und andere Schädlichkeiten hervorgerufen werden, welche, sei es von außen in den Körper gelangen, sei es in ihm selbst gebildet werden. (Ich habe die letzte Gruppe im Gegensatze zu den eigentlichen exogenen Psychosen als somatogen bezeichnet.)

Von einem anderen Gesichtspunkte ausgehend hat Ewald das manisch-depressive Irresein als eine Temperamentskrankheit, eine Steigerung des sanguinischen und melancholischen Temperaments ins Pathologische, unter der Bezeichnung einer „Quantitätskrankheit" den übrigen Psychosen als „Qualitätskrankheiten" gegenübergestellt. Zu den Qualitätspsychosen gehören neben den vorher erwähnten psychogenen qualitativen Reaktionsanomalien die Schizophrenie als qualitative Erkrankung mit destruktiver Tendenz und die epileptiformen Psychosen als exogen (somatogen) entstandene qualitative Erkrankungen, bald mit destruktiver Tendenz, bald ohne solche. Von diesen Psychosen wird von verschiedenen Autoren ein verschieden weiter Kreis von Psychosen abgetrennt, die sich in keine dieser Krankheitsgruppen einreihen lassen und die man als autochthone Degenerationspsychosen bezeichnet.

Die moderne Psychiatrie hat das Moment einer mehrdimensionalen Diagnostik (Kretschmer) der Psychosen in den Vordergrund ihrer Betrachtung gerückt. Sie berücksichtigt nicht nur das Krankheitsbild, die Querschnittsdiagnose, sondern auch Ätiologie, Verlauf und Ausgang, Erblichkeit, Konstitution, Körperbau und somatisch-biologische Vorgänge, sie hat aber auch erkannt, daß nicht nur bei den reaktiven, sondern auch bei den sogenannten Prozeßpsychosen, den Psychosen mit destruktiver Tendenz, den seelischen Erlebnissen eine Bedeutung zukommt, die allerdings von verschiedenen Autoren je nach ihrer Einstellung verschieden hoch gewertet wird. Ein interessanter Gegensatz zeigt sich beispielsweise darin, daß Kraepelin und manche andere Autoren der Anschauung sind, daß die verschiedenen Erscheinungsformen des Irreseins, die delirante, paranoide, schizophrene und andere Äußerungsformen, Verschiedenheiten der Konstitution entsprechen, derzufolge das einzelne Gehirn auf die Schädigungen der Krankheit in besonderer Art reagiert, während Schilder der Ansicht ist, daß gleichartige klinische Zustandsbilder stets die gleichen psychologischen Momente voraussetzen.

Über die einzelnen für die weiblichen Generationsvorgänge bedeutsamen Psychosen und über ihre Behandlung wird in den folgenden Kapiteln gesprochen werden. Hier seien nur einige allgemeine Bemerkungen über die Prophylaxe und über die häusliche Behandlung der Psychosen gemacht, die für den Praktiker wichtig sein können. Ein großer Teil der Psychosen, welche Anstaltsbehandlung benötigen, entzieht sich allerdings der Behandlung durch den praktischen Arzt.

Der Hausarzt ist es, der Gelegenheit hat, die vorpsychotischen Erscheinungen der Anlagepsychosen zu beobachten, die häufig vorhandene Labilität des Gemüts- und Affektlebens bei späteren Manisch-Depressiven, die Weltabgewandtheit und Nach-innen-Gekehrtheit (Introversion) des Schizoiden, seine Neigung zur Einkapselung, seinen humorlosen Ernst, die Mischung von Kühle und Überempfindlichkeit u. dgl., noch vor dem Ausbruche der Schizophrenie zu erkennen. Er kann mitunter in die Lage kommen, durch geeignete Ratschläge größere Gefahren zu verhüten. Vielfach mag es ihm gelingen, durch entsprechende Maßnahmen seelische Erschütterungen, die beim Ausbruch dieser Psychosen zweifellos eine Rolle spielen, von gefährdeten Persönlichkeiten abzuhalten. Er vermag etwa durch entsprechende Aufklärung Jugendlicher sexuelle Konflikte zu mildern, durch Erwecken von Interessen der Neigung zur Absonderung des Schizoiden entgegenzuwirken, und kann gelegentlich für einen Milieuwechsel eintreten, der in manchen Fällen günstig wirkt. Allerdings stößt die Durchführung solcher Vorschläge bei den oft selbst abnormen Angehörigen derartiger Persönlichkeiten auf große Schwierigkeiten und der Arzt bedarf im Verkehre mit den Angehörigen des größten Takts. Gelegentlich wird der Arzt auch in die Lage kommen, manisch-depressiven Frauen, mit Rücksicht auf die Gefahr einer Erkrankung während der Schwangerschaft und der Geburt, den Rat zu geben, sich vor Schwängerung zu hüten, und er wird es vermeiden, bei disponierten Persönlichkeiten und schwer neurotischen Frauen zur Ehe zu raten, die vielfach in falscher Erkenntnis der Tatsachen als Heilmittel empfohlen wird.

Bei der Behandlung der Psychosen selbst hat man der großen Selbstmordneigung Melancholischer Rechnung zu tragen, erregte Kranke, die oft für sich selbst ebenso wie für die Umgebung gefährlich werden können, zu Bettruhe zu verhalten und gleichfalls gut überwachen zu lassen. Bei stärkeren Erregungen werden Narkotika per os (Luminal, Dial, Noctal, Phanodorm usw.), oder subkutan (Luminalnatrium, Dial usw.) oder Pernocton intramuskulär oder (sehr langsam zu injizieren) 2 Kubikzentimeter intravenös zu versuchen sein. Als Klysma kann man bis 3,0 Chlorhydrat oder bis 5,0 Amylenhydrat mit reichlich Wasser und Mucilago Gummi Acaciae, wenn möglich nach vorausgegangenem Reinigungsklysma, verwenden. Sehr gut ist die Wirkung von Skopolaminum hydrobromicum intern oder — schneller wirkend und insbesondere bei Patienten anzuwenden, die die Einnahme von Medikamenten verweigern — subkutan injiziert. Dabei darf man nicht zu kleine Dosen nehmen und nach meiner Erfahrung läßt man die übliche Kombination mit Morphium, welche unter Umständen auf das Herz ungünstig wirkt, am besten fort. Man gibt intern 2—3mal täglich 1 Milligramm, kann aber auch zu wesentlich größeren Dosen übergehen. Subkutan verabreicht man ½—1 Milligramm, eventuell auch mehr. (In seltenen Fällen tritt nach Skopolaminverabreichung statt der Beruhigung ein deliranter Zustand ein, der meistens bald wieder schwindet.) Freilich wird man stark erregte Kranke nicht lange in der häuslichen Umgebung halten können, wie denn überhaupt bei jeder Psychose die Frage der Internierung erwogen werden muß. Bei stärkeren Erregungen ist man bisweilen bei häuslicher Behandlung genötigt, vorübergehend von der Zwangsjacke Gebrauch zu machen; man soll aber eine solche Einschränkung als letzte Zuflucht betrachten. Feuchte Ganzpackungen, bei denen die Kranken ziemlich fest eingebunden werden müssen, wirken oft beruhigend, dürfen aber nur bei kräftigen und körperlich gesunden Kranken und unter Kontrolle der Herztätigkeit angewendet werden.

Bei Kranken, die die Nahrungsaufnahme verweigern, muß man, wenn Zureden nicht hilft — manchmal nehmen solche Kranke gerade nur vom Arzte die Nahrung — und ein etwaiger Versuch mit Kochsalzinfusion mißlungen ist, zur Sondenernährung übergehen. Man bedient sich dazu eines dünnen Schlauchs, den man gut geölt durch die Nase einführt, wobei man oft an der hinteren Rachenwand einen Widerstand infolge von unwillkürlichen Schluckbewegungen zu überwinden hat, und gießt die Nahrung: Milch, Eier, Zucker, Salz, eventuell ein leicht verdauliches Nährmehl, durch den Trichter ein. Ein zwischengeschaltetes Glasstück ermöglicht es, das Heruntergleiten der Speisen zu konstatieren. Beim Herausziehen wird der Schlauch komprimiert und ziemlich schnell entfernt. Preßt der Patient stark, so daß die Speisen wieder zurückkommen, so muß man die Fütterung gelegentlich unterbrechen. Unruhige Patienten müssen entsprechend festgehalten werden.

Bei den leichteren Erscheinungsformen des manisch-depressiven Irreseins und der Schizophrenie kann eine systematische Aussprache mit dem Arzt und eine Führung durch ihn von großem Nutzen sein. Hierzu ist allerdings Sachkenntnis nötig und man überläßt daher, wo es möglich ist, solche psychische Beeinflussungen dem Fachmann.

II. Neurosen und Psychosen der Pubertät.

Die Latenzperiode.

Um das sechste Lebensjahr gelangt die infantile Sexualentwicklung zu einem gewissen Abschlusse. Das Kind tritt in die sogenannte Latenzperiode ein, die bis zur Vorpubertät (11.—13. Lebensjahr) andauert und in der sich die Entwicklung der Persönlichkeit in ruhigeren Bahnen vollzieht. Die kindlichen Triebregungen werden schwächer, die Beziehung zu den Eltern wird ruhiger, die leidenschaftliche Liebe zur Mutter wandelt sich in friedlichere Zärtlichkeit, die Bewunderung des allmächtigen Vaters kühlt sich ab und macht einer mehr kritischen Einstellung Platz, die der Wirklichkeit Rechnung trägt. Es setzt ein Ablösungsprozeß ein, der bei normaler Entwicklung mit dem Ende der Pubertät seinen Abschluß findet und in die Fähigkeit ausmündet, die Liebe einem Objekt zuzuwenden, das nicht der eigenen Familie angehört. Die infantilen Triebregungen werden zum Teile verdrängt, zum Teile auf sittliche und kulturelle Ziele abgelenkt, „sublimiert". (Goethe spricht gelegentlich davon, daß sinnliche Triebe geistig sich formen.) Einzelne Züge der Persönlichkeit treten in dieser Periode stärker hervor, stürmischere Vorgänge werden im allgemeinen vermißt.

In dieser Periode werden „die seelischen Mächte aufgebaut, die später dem Sexualtriebe als Hemmnisse in den Weg treten und gleichwie Dämme seine Richtung beengen werden (der Ekel, das Schamgefühl, die moralischen und ästhetischen Vorstellungen)." Diese Entwicklung ist beim Kulturkinde, soviel auch die Erziehung zu ihr beitragen mag, „eine organisch bedingte und kann sich gelegentlich ohne Mithilfe der Erziehung herstellen. Die Erziehung verbleibt durchaus in dem ihr angewiesenen Machtbereich, wenn sie sich darauf beschränkt, das organisch Vorgezeichnete nachzuziehen und etwas sauberer und tiefer auszuprägen." (Freud.)

Die körperliche und seelische Entwicklung in der Pubertät.

In der darauffolgenden Zeit der geschlechtlichen Reifung, in der Pubertät, kommt es dann infolge des mächtigen Einsetzens eines neuen Schubes von Sexualität abermals zu weitgehenden Umwälzungen, die diese Zeit als eine besonders kritische Lebensperiode erscheinen lassen. Dank der Steigerung der Funktion der Sexualdrüsen, die aber auch mit Veränderungen an anderen endokrinen Drüsen, so mit einer Rückbildung der Thymus- und nicht selten mit einer Vergrößerung der Schilddrüse einhergeht, was gelegentlich zu innersekretorischen Störungen führt, findet eine besondere körperliche Entwicklung statt. Es kommt zur Ausbildung der sekundären Geschlechtsmerkmale (Brustdrüsen, Behaarung), die Epiphysenfugen beginnen zu verknöchern, das Längenwachstum des Mädchens verlangsamt sich, während es in der Breite zunimmt.

Von viel größerer Bedeutung aber sind die Veränderungen auf seelischem Gebiete, die teils durch innere Faktoren, unter denen den körperlichen Veränderungen sicherlich eine wichtige Rolle zufällt, teils auch, zumal bei der arbeitenden Bevölkerung, durch äußere Umstände, durch das Hinaustreten in den Beruf und die dadurch bedingte Veränderung der sozialen Stellung, beeinflußt werden. Vom ärztlichen Standpunkte wäre es zu begrüßen, wenn mit Rücksicht auf die mannigfachen äußeren Schädlichkeiten, die an diese Erweiterung des Lebenskreises geknüpft sind, eine solche Erweiterung nicht gerade in dieser Periode besonderer psychischer Labilität, sondern in einem späteren Zeitpunkt erfolgen könnte.

In der Pubertät erfährt die Persönlichkeit wieder eine starke Auflockerung, der unter normalen Verhältnissen eine Verfestigung folgt, die zur Formung der bleibenden Wesensart führt. Man hat die Umwälzung, die sich in dieser Lebenszeit vollzieht, vielfach als zweite Geburt bezeichnet und ihren charakteristischen Ausdruck findet diese Auffassung in den Pubertätsriten primitiver Völker, die in allerhand symbolischen Handlungen den Tod und die Wiedergeburt des Pubertierenden zur Darstellung bringen.

Diese Entwicklung vollzieht sich in unseren Kulturkreisen — im Gegensatze zu primitiven Verhältnissen — schon deshalb nicht geradlinig, weil sie von entgegengesetzten Tendenzen beherrscht wird, die teils in der Persönlichkeit selbst gelegen sind, teils von außen an sie herangebracht werden. Dem im Organischen wurzelnden vorwärtstreibenden Faktor wirkt nämlich ein im Kinde liegender hemmender Faktor entgegen, der Wunsch, die kindliche Situation festzuhalten, die Scheu vor dem Aufgeben der Bindung an die Eltern, vor dem Verzicht auf die gewohnten Lustquellen. In ähnlicher Weise wirkt auch der Einfluß der Eltern, die auf der einen Seite in verständnisvoller Erkennung der Naturnotwendigkeit, oft auch aus elterlichem Ehrgeiz die Entwicklung fördern, auf der anderen Seite aber aus dem unbewußten Streben, sich den Lustgewinn zu erhalten, den das Kind für sie bedeutet, die Entwicklung zurückzudämmen suchen. Dieses Streben ist namentlich bei der Mutter meistens stärker ausgeprägt als die entgegengesetzte, die Entwicklung fördernde Tendenz.

Diese Zwiespältigkeit der inneren Tendenzen und der äußeren Einflüsse ist mit eine Quelle der auffälligen Ambivalenzen (entgegengesetzten Gefühlsbindungen an Personen und Objekte der Umwelt) dieses Lebensalters, mit seinem Nebeneinander von Liebe und Haß, von Selbstüberhebung und kleinmütiger Demut, von brutalem Egoismus und selbstloser Aufopferung, von kraftvollem Überschäumen und schüchternem Sichzurückziehen, von Himmelhochjauchzen und Zutodebetrübtsein.

Die Psychoanalyse hat gezeigt — und das wurde selbst von Gegnern dieser Lehre bestätigt —, daß die Pubertätsentwicklung nicht in einer bloßen Erweiterung des Seelenlebens an Inhalt und Umfang besteht, sondern daß sie in eigenartiger Form an die Frühperiode der Kindheit wieder anknüpft.

Die Pubertät steht im Dienste nicht nur der Vollendung der Sexualentwicklung, deren Endziel — bei Mädchen — die Fähigkeit zur Liebesbeziehung zu einem Manne, zu heterosexueller Objektwahl bildet, sondern auch im Dienste der Erwerbung der Kulturfähigkeit (Aichhorn) — im Gegensatze zur Erwerbung der Anpassung an die Wirklichkeit, der primitiven Realitätsfähigkeit, einem Ergebnis der ersten Kindheitsentwicklung — die den jungen Menschen befähigen soll, in die Gesellschaft der Erwachsenen einzutreten, sich mit verständnisvoller Anteilnahme in das Kulturleben einzuordnen. Einerseits wendet sich in dieser Zeit das kindliche Interesse in erhöhtem Maße der Umwelt zu, andererseits erwacht immer mehr die Neigung, sich auf sich selbst zu besinnen; die Neigung zur Selbstbetrachtung wird gesteigert, das Innenleben wird erhöht.

Die Besitzergreifung der Umwelt äußert sich unter anderm im Beginne der Pubertät in einer charakteristischen Fragesucht, die lebhaft an die gleiche Erscheinung in der ersten Kindheitsperiode erinnert und die in der besonderen Betonung der sexuellen Neugierde ihre triebhafte Wurzel zeigt. Die Innenwendung zeigt sich in der Neigung zu Einsamkeit und Verschlossenheit, mag auch diese Neigung gelegentlich durch ein lautes Wesen verdeckt sein. Die mangelhafte Ausbildung des Seelenlebens, die noch ungenügende Anpassung an die noch unklaren Ziele führen zu jener Labilität des Seelenlebens, zu jener Empfindlichkeit gegen alle Reize, zu jener Aufwühlbarkeit, welche charakteristische Merkmale dieser Epoche sind.

Diese innere Unsicherheit, die die Einfügung in den Alltag erschwert und die mit einer starken Unbefriedigtheit einhergeht, ist mit ein Grund für das starke Vorherrschen der Phantasietätigkeit in der Reifungszeit. Spranger spricht von der Pubertät als „einer Welt, gemischt aus spielender Phantasie und beginnendem Ernst, einer Welt von Träumen, die aber schon begierig in die Realität hineingreift“. Während die Phantasietätigkeit des Kindes sich vorwiegend an Objekten der Umwelt betätigt, stellt das Phantasieleben des Pubeszenten, das sich in den sogenannten Tagträumen oder Wachträumen auslebt, in besonderem Maße die eigene Persönlichkeit in den Vordergrund und ist darauf gerichtet, sie in besonderen Rollen und besonderen Situationen darzustellen, wenn auch mitunter in einer Form, in der das Ich nur als Zuschauer auftritt. Regelmäßig haben solche Tagträume, wenn auch nicht selten in verhüllter Form, die Erfüllung von Wünschen zum Ziele, die von der Wirklichkeit nicht befriedigt werden. (Tagträumereien finden sich auch bei den meisten Erwachsenen und spielen bei manchen Persönlichkeiten, die sich, vom Alltage nicht befriedigt, in diese Sphäre flüchten, sogar eine hervorragende Rolle im Seelenleben.) Oft handelt es sich nur um flüchtige Phantasien, die irgend ein gewünschtes Ereignis zum Inhalt haben, manchmal um ganze Romane, die das Phantasieleben in zahlreichen Fortsetzungen beschäftigen.

Diese Tagträume weisen in manchen Fällen eine besondere Lebhaftigkeit auf. Manche Persönlichkeiten leben sich mit offenen Augen in dramatisch bewegte Szenen ein, in denen die Mädchen von Liebe und Reichtum träumen, in denen sie die Rollen von gefeierten Künstlerinnen, von bezaubernden Schönheiten, denen die Männer zu Füßen liegen, oder dergleichen spielen, in denen sie sich erotische und sexuelle Abenteuer ausmalen; und das geschieht mitunter so intensiv, daß sie vorübergehend an die Wirklichkeit vergessen, ja sogar laut im Sinne ihrer Phantasie zu agieren beginnen und erst dadurch wieder zum Erfassen der Wirklichkeit zurückkehren. Bisweilen kommen solche Phantasien auch in gewissen Gewohnheiten des täglichen Lebens, in Bewegungen, Stellungen, Gesten zum Ausdruck, die den Helden der Phantasie entsprechen. Tagträume können gelegentlich auch peinliche Inhalte haben und so der Befriedigung masochistischer (selbstquälerischer) Triebe, der Befriedigung des in jedem Menschen vorhandenen und gelegentlich in der Pubertät besonders starken Schuldgefühls dienen. Da neben ehrgeizigen Wünschen in den Tagträumen des Pubertierenden sexuelle Regungen vielfach eine besondere Rolle spielen, ist es nicht verwunderlich, daß sie nicht selten in onanistischen Akten ihren Abschluß finden. (Mit der Bedeutung sexueller Momente bei diesen Tagträumen hängt es wohl auch zusammen, daß die Heranwachsenden ebenso wie die Erwachsenen so selten über diese Tagträume sprechen.)

Die sexuellen Phantisien des jungen Mädchens haben, wie sich aus den Mitteilungen erwachsener Frauen ergibt, oft einen typischen Inhalt. Zu diesen Typen gehören die Dirnenphantasie, die Vergewaltigungsphantasie und die sogenannte parthenogenetische Phantasie (Helene Deutsch). Die Dirnenphantasie, die Phantasie, sich wahllos einem beliebigen Manne hinzugeben, ist teils eine Reaktion darauf, daß der Vater die infantile Liebeseinstellung des Mädchens enttäuscht hat, teils die Folge einer überstrengen Erziehung, welche das Mädchen jeden sexuellen Wunsch als schuldhaft, jede Sexualregung als dirnenhaft empfinden läßt. Die Vergewaltigungsphantasie ist der Ausdruck der Tatsache, daß der Sexualakt dem Kinde als eine gewaltsame Handlung von seiten des Mannes erscheint, sie erfüllt aber zugleich die Tendenz, den verbotenen Akt als gewaltsam erzwungenen weniger schuldhaft zu empfinden. Vergewaltigungsphantasien können sich auch als neurotische Erscheinungen in der Form von krankhafter Angst vor Einbrechern oder in hysterischen Lügen von einer stattgehabten Vergewaltigung äußern. Die parthenogenetische Phantasie (Parthenogenese ist Fortpflanzung ohne Befruchtung durch ein männliches Individuum) erfüllt den Wunsch nach einem Kinde, das ohne Mithilfe des Mannes zur Welt kommt; sie entsteht aus der Verdrängung des infantilen Wunsches nach einem Kinde vom Vater und sucht die kindliche Kränkung über den Mangel des männlichen Gliedes zu überwinden, indem sie den Mann überhaupt überflüssig macht. Im späteren Leben der Frau kann sich diese Einstellung im Bestreben nach Unabhängigkeit vom Manne und im Bemühen nach geistiger Produktion von männlicher Art äußern.

Der heftige Ansturm der Affekte, der die Pubertätszeit kennzeichnet, wird bei normaler Entwicklung durch eine allmähliche Beherrschung der Affektäußerungen abgelöst. Diese Beherrschung wird durch eine besonders starke Tendenz zur Verdrängung libidinöser Beziehungen der Kindheitsperiode ermöglicht. (Diese Tatsache erklärt es, warum die inneren Vorgänge dieser Zeit, ähnlich den Erlebnissen der ersten Kindheit, in hohem Maße dem Vergessen anheimfallen, was dem Erwachsenen das Verständnis für diesen Lebensabschnitt so bedeutend erschwert.) Kommt es zu einer Störung im Aufbaue dieser Hemmungen, bleibt die Persönlichkeit so mit einem Teile ihres Ichs auf kindlicher Stufe, so führt das in Neurose oder Verwahrlosung.

Die Art, wie sich die Loslösung von der Bindung an die Eltern vollzieht, die das Seelenleben des Kindes beherrscht, der Grad, bis zu welchem sich das auch beim normalen Erwachsenen noch vorhandene kindliche Abhängigkeitsgefühl vermindert, ist von größter Tragweite für die Ausbildung des Charakters, für die Entwicklung von Selbstvertrauen, Selbständigkeit und geistiger Unabhängigkeit, Unternehmungslust u. dgl. auf der einen, von abnormer Schüchternheit, Verlegenheit vor Vorgesetzten, Überempfindlichkeit gegenüber dem Urteile der Umwelt, Unselbständigkeit u. dgl. auf der anderen Seite. In der Pubertät kann sich diese Loslösung in der Form eines scharfen Protests gegen die Eltern äußern, die sich auch in Form von Auflehnung gegen jegliche Autorität auf andere Personen übertragen kann. Es kann den Eltern gegenüber zu ausgesprochener Feindseligkeit und boshafter Gehässigkeit kommen, die auch zu allerhand gewalttätigen Aggressionen führen kann.

Die sexuelle Entwicklung in der Pubertät.

Den hervorstechendsten Zug der Pubertät, von dem sie ihren Namen hat, bilden die Vorgänge auf sexuellem Gebiete, über deren Rolle in der Phantasietätigkeit wir bereits berichtet haben. Die Pubertät hat die Aufgabe, die Liebeseinstellung des Kindes von seiner engeren Umgebung auf fremde Personen abzulenken. Freud hat diesen „Prozeß der Objektfindung", welcher „durch die infantilen, zur Pubertät aufgefrischten Andeutungen sexueller Neigungen des Kindes zu seinen Eltern und Pflegepersonen geleitet und durch die mittlerweile aufgerichtete Inzestschranke von diesen Personen weg auf ihnen ähnliche gelenkt wird", zugleich mit einem zweiten Punkt, der „Unterordnung aller sonstigen Ursprünge der Sexualregung unter das Primat der Genitalzonen", als die charakteristischen Veränderungen herausgehoben, die das infantile Sexualleben in der Pubertät erfährt.

Dieser Entwicklungsvorgang vollzieht sich nun in der Weise, daß sich in der Pubertät das Sexualleben wieder zur infantilen Periode zurückwendet, so zwar, daß vielfach die Art, wie ein bestimmtes Individuum die Entwicklungsphasen der Pubertät durchläuft, zum großen Teil durch den Verlauf seiner infantilen Entwicklung vorausbestimmt ist, daß z. B. homosexuelle Neigungen in der Pubertät besonders ausgesprochen sind, wenn das in der frühen Kindheit der Fall war, daß ähnliches für die masturbatorische Phase gilt, usw. So führt denn in der Pubertät mit ihrem zweiten Schub von Sexualität die sexuelle Entwicklung ebenso wie in der ersten Kindheitsperiode — wenn auch auf einem anderen Niveau und ohne daß es möglich wäre, die einzelnen Phasen, die ineinander übergehen und sich miteinander mischen können, scharf zu trennen — vom diffusen Autoerotismus über die Stadien der prägenitalen Organisationen zur Herstellung des Primats der eigentlichen Genitalzonen und zu ihrem Höhepunkte, zur heterosexuellen Objektwahl.

Das Bestehen einer autoerotischen Phase in der Pubertät — Homburger spricht von erotischer Selbstbespiegelung — wird heute ziemlich allgemein anerkannt. Sie zeigt sich in der besonders lustvollen Zuwendung zum eigenen Körper und hat ihr psychisches Korrelat in der Neigung dieser Lebenszeit zu Introversion (Nach-innen-Gekehrtsein), die in pathologischen Fällen zu einer völligen Abkehr von der Außenwelt führen kann.

Die sexuelle Erregung führt zu einem Wiederaufwachen der kindlichen Onanie, die beim Mädchen gewöhnlich nur kürzere Zeit anhält als beim Knaben. Sie ist eine im allgemeinen normale Erscheinung und nur dann als krankhaft anzusehen, wenn sie im Übermaß betrieben oder aber durch perverse Phantasien oder durch Phantasien, die ein Liebesobjekt der eigenen Familie zum Inhalte haben, kompliziert ist. Die Onanie kann durch die (von einer populären Literatur zu Unrecht genährten) Befürchtungen vor ihren schrecklichen Folgen das schon normalerweise vorhandene Schuldgefühl verstärken und zur Bildung zahlreicher nervöser Störungen Anlaß geben. Aufgabe der Familie ist es, die Heranwachsenden von diesem Schuldgefühl und der sich aus ihm ergebenden Furcht vor Strafe zu befreien, eventuell eine zielbewußte Aufklärung durch einen Sachverständigen herbeizuführen. Freundschaftlicher Verkehr mit dem anderen Geschlechte, Gemeinsamkeit in Sport und Spiel — besser als bei Tanzunterhaltungen — können günstig einwirken.

Als Übergang zur Heterosexualität findet sich in der Pubertät nicht selten eine mehr oder weniger ausgeprägte homosexuelle Phase, da ja das gleiche Geschlecht dem mit Liebe besetzten eigenen Ich näher steht als das noch fremde andere Geschlecht.

Vielfach ist in dieser Übergangszeit die seelische Anziehung vom Körperlich-triebhaften, eigentlich Sexuellen noch abgespalten, es können starke Sinnlichkeit und glühende platonische Liebe nebeneinander hergehen. Das erklärt sich daraus, daß die Sexualität noch nicht recht zielfest ist, so daß auf der einen Seite die bewußte Sexualregung noch kein Objekt finden kann, während auf der anderen Seite die zärtliche Beziehung das Bewußtwerden der Sexualität verhindert. Die normale Entwicklung läßt diese beiden Komponenten zur Vereinigung gelangen und führt so zur eigentlichen Liebesfähigkeit, einem wesentlichen Merkmale der gesunden Persönlichkeit. Unglückliche Verliebtheit, schwärmerische Zuneigung zu unerreichbaren Idealen, zu Dichtern und Sängern u. dgl. mehr, zärtlich-überschwängliche Freundschaften zwischen Personen des gleichen Geschlechts finden sich häufig in diesem Alter und verbinden sich nicht selten mit eifersüchtigen Regungen. Zärtliche Fürsorge für jüngere Geschwister und fremde Kinder lassen den Mütterlichkeitskomplex oft schon in diesem Alter in Erscheinung treten. Kommt die Verschmelzung des psychischen und somatischen Anteils des Sexualtriebes nicht zustande, was insbesondere die Folge einer das Geschlechtliche allzu stark verpönenden Erziehung und einer übermäßigen Entwicklung des Über-Ich's sein kann, so kann das zu einer Verdrängung sexueller Erkenntnisse, zu einer scharfen Ablehnung alles Sexuellen, zu Prüderie und Skrupelhaftigkeit führen. Bei solchen Persönlichkeiten äußert sich das Sexualleben auch späterhin vielfach in allerhand Phantasien und sucht seine Befriedigung auch in onanistischen Handlungen.

In anderen Fällen kann der Sexualtrieb in pathologischer Weise gesteigert sein und sich im übermäßigen Gefallen an obszönen Geschichten und Witzen sowie in wahllosen Liebschaften äußern. In einem großen Prozentsatz der Fälle setzt die Prostitution schon im jugendlichen Alter ein, nicht selten, ohne daß irgendwelche sexuelle Beziehungen vorausgegangen sind.

Eine Störung der Sexualentwicklung in irgend einer ihrer Phasen kann zur Entstehung manifester sexueller Perversionen, zu einem Haftenbleiben der sexuellen Befriedigung an Örtlichkeiten kindlicher Lustbefriedigung, den infantilen erotischen Zonen, führen oder zu unklaren perversen Triebregungen homosexueller, sadistisch-masochistischer Art u. dgl. Auch kann das Bestehenbleiben einer abnormen Fixierung an einen Elternteil die Ausbildung normaler Liebesbeziehungen auf die Dauer stören.

Die Frau hat während dieser Entwicklungsperiode noch eine besondere Leistung zu vollbringen, da beim Mädchen — anders als beim Knaben — in der Vorpubertät die Sexualität von der Klitoris auf die Vagina übergeleitet werden muß. In der Vorpubertät scheint sich beim Mädchen, im Zusammenhange mit der durch die Steigerung der Keimdrüsenfunktion bedingten Erhöhung der sexuellen und der allgemeinen Aktivität, der männlich gerichtete Anteil des Sexuallebens neu zu beleben, was sich in dem Wiederauftreten der Klitorismasturbation und psychisch in einer Verstärkung des Männlichkeitskomplexes äußert. Aufgabe der Pubertät ist es, die endgültige Festlegung der weiblichen Sexualrolle zu bewirken, was nicht ohne innere Kämpfe vor sich geht. Als Entschädigung für den Verzicht auf die männlichen Strebungen gewinnt das Mädchen durch die Entwicklung ihrer sekundären Geschlechtsmerkmale neue weibliche Körperreize und die Fähigkeit, Kinder zu gebären.

Das Ergebnis dieser Entwicklung ist für die ganze Zukunft des Weibes von großer Bedeutung. Gelingt die Übertragung der Sexualrolle von der Klito is auf die Vagina nicht, was nicht selten vorkommt, so bleibt die Frau f r i g i d. Werden die männlichen Strebungen nicht genügend überwunden, so kann es zu Homosexualität, oder zu einer Neigung zu solchen heterosexuellen Beziehungen kommen, in welchen die Frau die männliche Rolle spielt. Der Verzicht auf die männlichen Strebungen kann zu schweren Minderwertigkeitsgefühlen oder, wenn der Verzicht als ein erlittenes Unrecht empfunden wird, zu einer Racheeinstellung Anlaß geben, die im späteren Leben häufig als Konkurrenz- und Rivalitätseinstellung zum Ausdrucke kommt.

Besondere Schwierigkeiten ergeben sich für diese Entwicklungsvorgänge aus unseren kulturellen Verhältnissen, welche die Frau im allgemeinen mehr als den Mann dazu veranlassen, nach erlangter Sexualreife noch längere Zeit auf die Triebbefriedigung zu verzichten. Diese V e r z i c h t e i n s t e l l u n g kann dauernd im Seelischen beibehalten werden und zu Frigidität führen oder es kann dazu kommen, daß das in dieser Zeit bestehende Sexualverbot auch in Zukunft an alle sexuellen Wünsche geknüpft bleibt, so daß dann unter Umständen nur die Durchbrechung des Verbotes als sexueller Reiz wirkt, d. h., daß dann nur unerlaubte Sexualhandlungen als Befriedigung empfunden werden. Das kann sich beispielsweise darin ausdrücken, daß ein Mädchen ihr Liebesobjekt, also den künftigen Mann, nur gegen den Wunsch ihrer Eltern zu wählen vermag oder daß eine Frau in der Ehe frigid bleibt und nur den verbotenen außerehelichen Verkehr als Befriedigung empfindet.

Neurotische Störungen in der Pubertät.

Kein Wunder, daß die mächtigen seelischen und körperlichen Reize in dieser Entwicklungsperiode schon innerhalb der Breite der Norm zu depresssiven Verstimmungen, zum Hang zu Einsamkeit, zu starker innerer Unruhe, zu Schuldgefühl und Sexualangst, zu religiösen Skrupeln, zu allerhand Störungen des Affekts- und Gemütslebens, zur Ausbildung von Charakterzügen, die wir beim Erwachsenen als abnorm bezeichnen würden, insbesondere zu schweren Abweichungen auf moralischem Gebiete und zu allerhand körperlichen Beschwerden, wie Kopfschmerzen, Herzklopfen, Lufthunger, Gefühl von Beklemmung u. dgl., Anlaß geben können.

Daß diese Entwicklung dank der Verschiedenheit der individuellen Anlage äußerst verschieden verlaufen kann, versteht sich von selbst. Man hat sich vielfach bemüht, innerhalb der Breite des Normalen gewisse Typen dieser Entwicklung herauszustellen, die ebenso wie die Temperamente und Charaktere des Normalen und ebenso wie die verschiedenen psychopathischen Erscheinungen abnormer Erwachsener durch fließende Übergänge miteinander verbunden sind, deren Kenntnis für den Praktiker aber nicht von wesentlicher Bedeutung ist.

Nicht selten kommt es aber auch während dieser Lebenszeit zu schweren Störungen des seelischen Gleichgewichts, die sich teils im Laufe der weiteren Entwicklung wieder ausgleichen, teils dauernde seelische Anomalien einleiten können, die man als Psychopathien bezeichnet.

So treten in diesem Lebensalter gelegentlich bei Mädchen, deren Liebesbedürfnis von ihrer Umgebung nicht befriedigt wird, krankhafte Triebe auf, krankhafte Neigungen zum Stehlen oder zum Brandlegen oder ein Wandertrieb, der zu plötzlichem Davonlaufen und längerem Umherstreifen führt. Bei Mädchen, die sich außerhalb ihrer Familie befinden, kann es zu schweren Verstimmungen mit innerer Unruhe kommen, die sich als krankhaftes Heimweh äußern und gelegentlich zu schweren Delikten, wie Brandstiftung oder Tötung eines ihrer Obhut anvertrauten Kindes führen können, welche Delikte zugleich die Erfüllung des Wunsches, aus dem unerträglich erscheinenden Milieu entfernt zu werden, ermöglichen. Auch der Selbstmord der Jugendlichen ist eine recht häufige Erscheinung geworden.

Unter den krankhaften Störungen dieser Lebensperiode kommt ein besonderes Interesse jenen vorübergehenden pathologischen Reaktionen zu, die Schneider als inadäquate verständliche Reaktionen bezeichnet hat. Sie sind durch den verständlichen Zusammenhang zwischen Erlebnis und Inhalt der Reaktion gekennzeichnet, heben sich aber durch starke und abnorme Dauer heraus. Das lockere Gefüge der Persönlichkeit zur Zeit der Pubertätsentwicklung, die geringere Ausbildung von Hemmungen, machen es verständlich, daß eine Entgleisung in primitive Mechanismen besonders leicht statthat. Sie erklären es, daß mitunter Einwirkungen von verhältnismäßig geringer objektiver Bedeutung bis ins Psychotische gesteigerte Reaktionen hervorrufen können. Diese besondere Reaktionsbereitschaft der Pubertät berechtigt dazu, das Auftreten solcher Störungen für die Voraussage der weiteren Entwicklung nicht allzu ungünstig zu werten.

So können nicht verarbeitete, ins Unbewußte verdrängte Erlebnisreste, durch verhältnismäßig geringe Reize mobilisiert, zu Dämmerzuständen, Verstimmungen, wahnhaften Verfolgungen führen, in denen verdrängte Wünsche und Befürchtungen eine Rolle spielen und in allerhand körperlichen Störungen symbolhaften Ausdruck finden.

Auch die Frage der Berufswahl und Berufsberatung, die sich ja für einen großen Teil der Bevölkerung in diesem Lebensalter vollziehen, gewinnen im Rahmen dieser Erörterung eine gewisse Bedeutung. Die Berufsberatung, wie sie jetzt vornehmlich üblich ist, befaßt sich mit der Prüfung der körperlichen und der psychologischen Eignung in Hinsicht auf bestimmte Berufe, sie nimmt aber kaum Rücksicht auf die Frage, wie sich das betreffende Individuum zu einem bestimmten Berufe einstellt oder, richtiger gesagt, wie die manifeste Einstellung des Individuums zu einem bestimmten Berufe zustande gekommen ist. In dieser Richtung zeigt es sich nämlich nicht selten, daß diese Einstellung, abgesehen davon, daß äußere Motive wie Ehrgeiz und Erwerbssinn eine Rolle spielen, von allerhand affektiven Gründen und von unbewußten Wünschen abhängt, daß eine Identifikation mit dem Vater oder eine Trotzeinstellung ihm gegenüber oder der Wunsch, den Vater zu übertrumpfen, u. dgl. mehr, zu einem Berufe drängen, in dem sich dann die betreffende Persönlichkeit nicht wohl fühlt, da die eigentliche Berufsfreude fehlt. Eine richtige Berufsberatung müßte sich auch auf die Aufdeckung solcher infantiler Bindungen erstrecken, um auf diese Weise eine sachliche Berufswahl zu ermöglichen und um den Jugendlichen „jenem Berufe zuzuführen, zu dem er Beruf hat." (Ernst Schneider im psychoanalytischen Volksbuch.)

Was die Behandlung der neurotischen Zustände im Pubertätsalter betrifft, so tut hier ein rücksichtsvolles Eingehen auf alle seelischen Konflikte, eine verständnisvolle, freundschaftlich-gütige Einstellung der Umgebung, eine ruhige Besprechung der verschiedenen wichtigen Probleme, insbesondere der sexuellen Frage not, wobei man weder die Überlegenheit des Erwachsenen zeigen, noch auch die Schwierigkeiten des Jugendlichen als unwichtige Angelegenheit bagatellisieren darf, sondern mit Teilnahme für die inneren Vorgänge des Heranwachsenden ihre Erlebnisse im einzelnen durchsprechen muß. Zweckmäßig ist es, für Arbeit zu sorgen, die das Interesse des Reifenden in Anspruch nimmt. Auch ist der gesellige Verkehr mit dem anderen Geschlechte von Vorteil. In manchen Fällen kann ein vorübergehender Milieuwechsel Nutzen bringen. Vielfach muß aber eine richtige psychische Behandlung durch einen sachverständigen Fachmann eingreifen. Eine richtige Führung in der Zeit der Pubertät ist umso wichtiger, als sie nicht selten imstande ist, eine mangelhafte Entwicklung in der infantilen Periode wieder auszugleichen und so eine harmonische Entwicklung der Persönlichkeit anzubahnen.

Die Psychosen der Pubertät.

Die Pubertät bildet auch eine bevorzugte Zeit für die Entstehung der sogenannten endogenen Geistesstörungen, des manisch-depressiven Irreseins und der Schizophrenie, die meistens in der zweiten Hälfte dieser Lebensperiode einsetzen.

Das manisch-depressive Irresein.

Kraepelin hat unter dem Namen des manisch-depressiven Irreseins eine große Anzahl von Gemütskrankheiten zusammengefaßt, die früher ein Sonderdasein führten — man hatte die Manie, verschiedene Formen der Melancholie, das zirkuläre Irresein (Manie-Intervall, Melancholie-Intervall usw.) und viele andere solche Krankheitsbilder von einander geschieden — weil sich diese verschiedenen manischen und depressiven Phasen in der verschiedensten Weise, oft bei demselben Individuum wechselnd, kombinieren und überdies die Komponenten dieser beiden Krankheitszustände sich vielfach miteinander vermischen können.

Was den klinischen Ablauf des manisch-depressiven Irreseins betrifft, so äußert sich dieses bald in ganz leichten Anfällen, die nur der Sachverständige als solche zu erkennen vermag, bald in schweren Psychosen, und es können sich diese Krankheitszustände von wenigen Tagen bis zu mehreren Jahren erstrecken, können sich bei demselben Kranken mehrfach wiederholen oder im Laufe eines Lebens vereinzelt bleiben. Manchmal finden sich in mehr oder weniger regelmäßigem Wechsel depressive und manische Phasen, oft kommen neben depressiven Störungen nur leichte manische Zustände vor und gar nicht selten stehen die depressiven Phasen ganz im Vordergrunde. Gemeinsam ist all diesen Zuständen die Tendenz zu vollkommener Heilung.

Die reinen Formen von Manie und Melancholie stellen einander völlig entgegengesetzte Krankheitsbilder dar. Die Stimmung des Depressiven ist niedergeschlagen, traurig, die des Manischen gehoben, heiter. Die psychischen Vorgänge des Depressiven sind erschwert, sein Denkvermögen ist gehemmt; beim Manischen sind die Denkvorgänge beschleunigt, die Ideen jagen einander (Ideenflucht). Die Bewegungsantriebe des Depressiven sind vermindert, die des Manischen vermehrt (Bewegungsdrang). Doch gibt es nicht allzu selten Krankheitsbilder, die aus einer Mischung von manischen und depressiven Symptomen bestehen, sogenannte Mischzustände, so wenn sich beispielsweise Zustände von gehobener Stimmung mit Vielgeschäftigkeit und Bewegungsdrang mit langsamem, schwerfälligem Gedankenablauf kombinieren, der sich in inhaltsleeren, einförmigen Reden kundgibt, oder wenn eine Melancholie mit starkem Bewegungsdrange einhergeht, u. dgl. mehr. Namentlich ist die Kombination von melancholischer Verstimmung mit Reizbarkeit und Nörgelsucht sehr häufig.

Die klinische Schilderung der Melancholie und die Besprechung ihrer Beziehung zu den psychogenen Depressionen wird im sechsten Kapitel erfolgen. Hier wollen wir nur in Kürze ein Bild der Manie entwerfen.

In der Manie ist die Stimmung des Kranken übermäßig heiter, übertrieben lustig. Die Kranken fühlen sich überschwenglich glücklich, sehen alles im rosigsten Lichte, werden durch unangenehme Erlebnisse höchstens nur vorübergehend beeinträchtigt und zeigen bald wieder ihren ungetrübten Optimismus. Sie fühlen sich im Besitze einer ungeheuren Arbeitskraft, glauben, alles spielend erledigen zu können, tragen sich oft mit großen Plänen. Ihr gehobenes Selbstgefühl macht sie anmaßend und rücksichtslos, erzeugt die Neigung zu Prahlereien und Renommistereien. Gelegentlich werden Größenideen geäußert, die allerdings meistens mehr spielerisch vorgebracht werden und rasch wechseln, die aber in manchen Fällen auch durch längere Zeit mit Überzeugung festgehalten werden können. Der Vorstellungsablauf ist beschleunigt, überstürzt. Die Kranken verlieren beim Sprechen leicht den Faden, knüpfen an momentan auftauchende Erinnerungen oder an zufällige äußere Eindrücke an, geraten vom Hundertsten ins Tausendste. Oft erscheinen sie schlagfertig, geistreich; sie sind aber nicht imstande, sich zu konzentrieren und zu vertiefen. Die Kranken sprechen oft unaufhörlich, meistens mit ausdrucksvoller Mimik, lebhaften Gesten, oft in einem rasenden Tempo und zeigen häufig Vorliebe für Klangassoziationen und Reimbildung. Die Kranken haben einen starken Drang, sich zu betätigen und sich zu bewegen, und meistens auch einen gesteigerten Sexualtrieb. Sie interessieren sich für alles mögliche, drängen sich überall vor. Dabei werden sie trotz ihrer ungeheuren Vielgeschäftigkeit nicht müde, auch wenn, wie das meistens der Fall ist, der Schlaf erheblich gestört ist. Die Kranken geben häufig viel Geld aus, kaufen unnütze Dinge ein, machen freigebige Geschenke. Oft zeigt sich bei Frauen ein kokettes Wesen und eine auffällige Putzsucht, ein Nachlassen ihres Schamgefühls, eine Freude an zynischen Reden. Oft knüpfen die Frauen in diesen Zuständen leichtsinnige Liebesbeziehungen an, geben sich dem nächstbesten Manne hin. Nicht selten findet sich in diesem Zustande eine große Reizbarkeit und Neigung zum Nörgeln. Die Kranken vertragen nicht den geringsten Widerspruch, werden bei kleinen Anlässen sehr heftig. Oft findet sich ein plötzlicher und schnell wieder vorübergehender Umschlag der Stimmung in Weinen und Traurigkeit.

Manche Kranke essen gierig, schlingen die Speisen wahllos herunter, in manchen Fällen leidet auch die Eßtätigkeit und die Kranken nehmen an Körpergewicht ab. In leichteren Fällen kann das Gewicht sogar ansteigen und können die Kranken einen frischeren, verjüngten Eindruck machen. Der Schlaf ist meistens stark beeinträchtigt, der Blutdruck unter der Norm, Menstruationsstörungen kommen häufig vor.

In schweren Fällen kann sich die Erregung zur Tobsucht steigern. Die Kranken befinden sich in heftigster motorischer Unruhe, laufen umher, schreien, jauchzen, zerstören mitunter alle möglichen Gegenstände, zerreißen ihre Kleider u. dgl. mehr. Mitunter finden sich auch leichte Bewußtseinstrübungen, seltener schwere Bewußtseinstrübungen (sogenannte verworrene Manie), in denen sich allerhand abenteuerliche Sinnestäuschungen und Wahnvorstellungen entwickeln können und in denen die Kranken bald sehr erregt sind, bald delirante Erlebnisse ruhig an sich vorüberziehen lassen.

Ein besonders praktisches Interesse bieten jene Krankheitsfälle, bei denen es nicht zur Bildung schwererer Störungen kommt, bei denen die Symptome des manisch-depressiven Irreseins vielmehr in abgeschwächten Formen auftauchen: die sogenannte Zyklothymie. Solche zyklothyme Erscheinungen finden sich bisweilen bei Kranken neben schweren Psychosen, kommen aber in manchen Fällen für sich allein vor. Sie werden recht häufig als Neurosen verkannt. Bei zyklothym Deprimierten kommt es nicht selten zu einer Funktionsstörung verschiedener Organe, namentlich zu Magen- und Darmbeschwerden: Appetitlosigkeit, Aufstoßen, Erbrechen, Stuhlverstopfung, Diarrhöen u. dgl. mehr, die mitunter das Krankheitsbild so sehr beherrschen können, daß die Grundlage des Leidens verkannt wird und die Kranken allerhand lokalen Behandlungen unterzogen werden. In der zyklothymen Depression erreichen die traurige Stimmung, die Denkhemmung und die motorische Hemmung einen geringen Grad, sie äußert sich vielfach nur in einer leichten Gedrücktheit, in einem schüchternen, einsilbigen Wesen, in einer zögernden, etwas monotonen Sprache. Die Kranken sind zwar meistens noch imstande, ihrer regelmäßigen Beschäftigung nachzugehen, sie tun das aber mit großer Anstrengung und schrecken vor jeder ungewohnten Tätigkeit zurück. Sie ziehen sich nach Möglichkeit von jedem Verkehr zurück, haben die Neigung, untätig in sich versunken dazusitzen und über ihren Zustand zu grübeln. Sie besitzen ein ausgesprochenes Krankheitsgefühl — das bei der schweren Melancholie meistens in viel geringerem Grade vorhanden ist — und haben oft ein großes Bedürfnis, den Arzt aufzusuchen und sich über ihre Beschwerden auszusprechen. Sie klagen dann über ihre Niedergeschlagenheit, über ihre Mutlosigkeit, über ihre innere Leere, über eine Abnahme ihrer Gefühle und Interessen, klagen über Gedächtnisstörungen, über ihre Schwierigkeit, sich zu konzentrieren u. dgl. mehr. Gelegentlich finden sich Depersonalisationserscheinungen — Gefühl der Fremdheit bei der Wahrnehmung der Umwelt oder des eigenen Körpers, auch des eigenen Denkens — oder Zwangsvorstellungen. Bisweilen stellen sich heftige Selbstvorwürfe ein, die sich auch in einer abnormen Sparsamkeit oder in übertriebener Frömmigkeit u. dgl. äußern können. Auch bei diesen leichteren Kranken besteht nicht selten eine beträchtliche Selbstmordgefahr. Körperlich finden sich häufig ähnliche Erscheinungen wie bei der Melancholie und es bestehen vielfach allerhand körperliche Beschwerden und hypochondrische Vorstellungen.

Die manische Phase der Zyklothymie, die sogenannte Hypomanie, bietet ein völlig anderes Bild. Der Hypomanische sieht jugendlich aus, er strotzt vor Gesundheit, seine Augen glänzen, sein Gang ist elastisch. Seine Stimmung ist heiter, er ist lebhaft, gesprächig, sicher in seinem Auftreten, bestimmt in seinem Urteil. Die Hypomanischen sind frisch im Zugreifen, schnell in der Tat, sie lieben Geselligkeit, scherzen und lachen, überschäumen manchmal von sprudelnder Lebhaftigkeit, haben rege Interessen. In geringerer Ausprägung brauchen diese Züge bei ihrer Umgebung gar nicht den Verdacht der Krankheit zu erwecken, lassen diese Persönlichkeiten vielmehr als liebenswürdige, geistreiche Menschen erscheinen. In der Tat scheint bei manchen Menschen die Leistungsfähigkeit in diesem Zustande gesteigert zu sein, indem ihnen die Ideen und

Einfälle reichlicher zufließen und die Steigerung der Willensantriebe die sonst der Produktion entgegenstehenden Hemmungen aufhebt. Manche Künstler, Dichter, Schauspieler, auch manche Gelehrte leiden an einer leichten Form der Zyklothymie und vollbringen ihre schöpferischen Leistungen in hypomanischen Phasen.

Auch bei der Hypomanie findet sich gelegentlich schon in leichten Fällen eine Neigung zum Geldverschwenden und zu sexuellen Abenteuern, die für solche Kranke eine Gefahr bilden können. Nicht selten verbindet sich die heitere Stimmung mit großer Reizbarkeit und Empfindlichkeit, mit einer Neigung zum Nörgeln, mit Rücksichtslosigkeit und Egoismus, welche das Vorhandensein moralischer Defekte vortäuschen können, die solchen Kranken in ihren normalen Zuständen nicht zukommen.

Unter den Manisch-Depressiven und Zyklothymen finden sich vielfach Menschen von guter geistiger Begabung, namentlich mit künstlerischen Fähigkeiten. Auch auf moralischem Gebiete sind die meisten Kranken hoch entwickelt; oft sind sie feinfühlige, empfindliche, weiche Naturen.

Das weibliche Geschlecht scheint zum manisch-depressivem Irresein etwas mehr zu neigen als das männliche, und insbesondere im Pubertätsalter dürfte der Anteil der Mädchen ein höherer sein. In ihren ersten Anfängen zur Zeit der Pubertät wird die Krankheit bisweilen verkannt, weil ihre Erscheinungen für physiologische Veränderungen der Pubertät gehalten werden. Die deutliche Veränderung des Wesens gegenüber früher, das Auftreten körperlicher Erscheinungen, insbesondere einer Schlafstörung, können oft den richtigen Weg weisen.

In manchen Fällen ist die Differenzialdiagnose gegenüber den Anfängen der Schizophrenie äußerst schwierig, bisweilen unmöglich. Depressive Zustandsbilder finden sich als Einleitung der Schizophrenie sehr häufig, andererseits kann die psychische Hemmung, namentlich in Verbindung mit heiterer Stimmung, den Anschein einer geistigen Schwäche erwecken, wie wir sie bei der Schizophrenie zu sehen gewohnt sind.

Im jugendlichen Alter scheinen die leichteren Formen des manisch-depressiven Irreseins zu überwiegen, und es finden sich in diesem Alter, insbesondere beim weiblichen Geschlechte, manische Zustandsbilder verhältnismäßig häufig, während mit zunehmendem Lebensalter die Neigung zu Depressionen im allgemeinen zunimmt.

Die Pathogenese des manisch-depressiven Irreseins ist noch nicht geklärt. Während sich Stransky und nach ihm einige andere Autoren für eine endokrine Entstehung dieses Leidens eingesetzt haben, scheinen die in den letzten Jahren gemachten Beobachtungen bei der epidemischen Encephalitis, die einen innigen Zusammenhang zwischen Läsionen in den vegetativen Hirnstammzentren und Störungen des Affekt- und Trieblebens gezeigt haben, mehr für eine zentrale Genese der Erkrankung zu sprechen. (Damit würde die alte Anschauung Thalbitzers über eine vasomotorische Grundlage des manisch-depressiven Irreseins wieder an Boden gewinnen.) Möglich wäre es auch, daß beide Faktoren, Hirnanlagefehler und extrazerebrale Störungen (des Stoffwechsels oder der endokrinen Drüsen) für die Entstehung der Krankheit von Bedeutung sind.

Die Psychoanalyse betont das Vorkommen von Zwangssymptomen in der Melancholie als Zeichen einer Triebregression auf die sadistisch-homosexuell-anale Stufe und faßt die ängstlichen Befürchtungen des Melancholikers um seine Familie als verdrängte Aggressionen gegen die Umgebung auf. Die Selbstmordneigung betrachtet Freud als Ausdruck der gegen die eigene Person gewendeten aggressiven Tendenzen. Auch entstehen nach seiner Meinung die Selbstvorwürfe aus Vorwürfen, die ursprünglich einem Liebesobjekt gelten, dann aber gegen die eigene Person gerichtet werden. Auch für andere Symptome der Melancholie, die Hemmung u. a. mehr, hat man psychoanalytische Erklärungen gegeben. Federn hat kürzlich in einer geistvollen Auseinandersetzung die Bedeutung des Todestriebes im Bilde der Melancholie zu erweisen gesucht.

Weniger weiß die Psychoanalyse von der Manie zu berichten. Schilder verweist darauf, daß in der Manie immer wieder quälende Erlebnisse aus der Vergangenheit eine Rolle spielen, und sieht in der Manie, deren Psychologie in den Bereich des „Obwohl“ gehöre, den Ausdruck der Bewältigung eines Konfliktes durch die Abwehrkräfte, die durch unangenehme Erlebnisse mobilisiert wurden.

In bezug auf die Behandlung des manisch-depressiven Irreseins sei auf die allgemeinen Ausführungen im ersten Kapitel und bezüglich der Melancholie auf die Bemerkungen im sechsten Kapitel verwiesen. An dieser

Stelle sei die von Kläsi eingeführte, oft recht erfolgreiche Behandlung mit Dauernarkose bei motorisch erregten Manien erwähnt. Sie besteht darin, daß die Kranken durch Injektionen von Schlafmitteln (Somniphen, Dial, Pernocton) durch mehrere Tage in einen fast ununterbrochen andauernden Schlafzustand versetzt werden.

Bei der Behandlung der Zyklothymie wird man in depressiven Phasen die etwaige Selbstmordgefahr und in hypomanischen Phasen die erwähnte Neigung zu Ausschweifungen zu berücksichtigen haben. Oft gelingt es dem verständigen Arzt, der das Vertrauen der Kranken gewonnen hat, sie in diesen Zuständen vor übereilten Schritten zurückzuhalten. Die rechtzeitige Erkennung solcher Krankheitszustände kann vor mancher Schädigung bewahren.

Bei zyklothymen Kranken ist eine psychische Behandlung zweifellos von großem Nutzen. Der Wert der psychoanalytischen Behandlung bei schwereren Melancholien ist noch nicht sichergestellt. Vereinzelte Erfahrungen aber sprechen für die Möglichkeit einer günstigen Wirkung. Auch darf man erhoffen, daß es in manchen Fällen gelingen wird, durch eine psychoanalytische Behandlung im freien Intervall das Wiederauftreten von Psychosen zu verhindern. Von Wert ist psychische Behandlung während der Melancholie oder in der gesunden Zwischenzeit auch aus dem Grunde, weil der Arzt durch den während der Behandlung gewonnenen Einfluß den Kranken nicht selten dazu bringen kann, in seinen manischen Phasen vor jeder größeren Entscheidung den Arzt zu Rate zu ziehen, wodurch unter Umständen Handlungen verhütet werden können, die den Kranken gefährden würden.

Die Schizophrenie.

Die Schizophrenie (Spaltsinnigkeit, Spaltungsirresein) oder Dementia praecox ist eine der häufigsten Formen des Irreseins überhaupt. Sie stellt einen Krankheitsprozeß dar, dessen Kennzeichen eine eigenartige Zerstörung des inneren Zusammenhanges der psychischen Persönlichkeit, eine eigenartige Veränderung des Denkens, des Fühlens und der Beziehungen zur Außenwelt, eine Spaltung der Persönlichkeit bildet.

Auch diese Krankheitsgruppe hat Kraepelin geschaffen, indem er verschiedene bis dahin getrennte Krankheitsbilder unter Berücksichtigung des Verlaufs und des Ausgangs der Krankheit zu einer Einheit zusammengefaßt hat. Die Krankheit beginnt bald schleichend, bald akut, verläuft bald chronisch, bald in Schüben, sie kann bald in kurzer Zeit zu einem ausgeprägten psychischen Schwächezustand führen, kann aber jederzeit Halt machen und sich bessern, um sich dann abermals in ähnlicher Weise wie beim ersten Schub oder in anderen Zustandsbildern zu äußern. Die Prognose ist im allgemeinen nicht günstig, doch kommen bisweilen auch Heilungen oder weitgehende Besserungen vor, die praktisch einer Heilung gleichgestellt werden können.

Bleuler hat das Verdienst, eine Reihe von psychischen Veränderungen herausgearbeitet zu haben, die für diese Erkrankung charakteristisch sind. Als solche Züge hat er den Autismus und die Ambivalenz hervorgehoben. Unter Autismus versteht man die Neigung des Schizophrenen, sich vor der Wirklichkeit zu verschließen, sich von der Umgebung abzukapseln und sich ganz in sein Innenleben zurückzuziehen. Bleuler bringt ein hübsches Beispiel von einer Patientin, die in einem Konzerte sang und nicht imstande war, programmäßig aufzuhören. Das Publikum fing an zu pfeifen, sie kümmerte sich nicht darum, sang weiter und fühlte sich, als sie fertig war, sehr befriedigt. Als Ambivalenz bezeichnet man die Neigung der Schizophrenen, verschiedene Erlebnisse gleichzeitig mit positiven und negativen Vorzeichen zu versehen. Auch beim Gesunden kommen entgegengesetzte Regungen und Einstellungen vor, sie setzen sich aber gegenseitig auseinander, führen zum Ausgleich oder zum Überwiegen der einen oder der anderen Regung; sie lassen die Einheit der Persönlichkeit unangetastet. Für den Schizophrenen aber bestehen derartige Regungen nebeneinander und gegeneinander, ohne miteinander in Verbindung zu treten. Die Frau liebt und haßt ihren Mann zugleich, die Kranke will zugleich essen und nicht essen, sie ist gleichzeitig die Kaiserin von China und beschäftigt sich mit einer ganz untergeordneten Verrichtung.

Während die Kranken in späteren Stadien oft einen verblödeten Eindruck machen, kann man doch feststellen, daß sie die Vorgänge der Umgebung beobachten und auffassen und daß ihr Wissen nicht gelitten hat. Wohl aber findet sich bei ihnen eine „Gemütsverblödung". Ihr Autismus läßt keine tiefere Beziehungen zur Außenwelt aufkommen, ihre Stimmungen erscheinen oberflächlich. Dabei zeigt es sich oft, daß ihre affektiven Äußerungen der äußeren Situation nicht entsprechen. Mit lachendem Gesichte vergießen solche Kranke Tränen. Erschütternde Nachrichten werden mit einem Lächeln beantwortet, u. dgl. mehr. Stransky hat diesen bedeutsamen Zug der schizophrenen Erkrankung, dieses Mißverhältnis zwischen Vorstellungsleben (Noopsyche) und Gemütsleben (Thymopsyche) als erster herausgearbeitet und hat in diesem Verhalten der Kranken den Ausdruck einer Grundstörung erblickt, die er als „intrapsychischen Ataxie“ oder „intrapsychische Inkoordination“ bezeichnet.

Die Krankheitsbilder, die der Schizophrenie zugehören, sind außerordentlich mannigfach. Kraepelin hat drei Krankheitstypen aufgestellt, die allerdings nicht scharf voneinander getrennt sind, vielmehr zahlreiche Übergänge aufweisen.

Der einfachste Verlauftypus ist die Hebephrenie, die häufig mit einem neurotischen oder depressiven Zustandsbilde einsetzt. (Depressive Zustandsbilder finden sich, wie bereits den alten Psychiatern bekannt war und kürzlich von Schilder neuerdings hervorgehoben wurde, als Anfangsstadium bei den meisten Psychosen.) Oft fällt bei den jugendlichen Menschen, die das größte Kontingent zu dieser Krankheitsform stellen, eine gewisse Apathie, ein auffallender Rückgang in den geistigen Leistungen auf, die Eltern und Lehrer nicht selten zu vergeblichen Strafmaßnahmen veranlassen. Manche Kranke fangen an, sich mit Dingen zu beschäftigen, die ihrer gewöhnlichen Betätigung fern liegen. Die Gefühlsbeziehungen zu ihrer Umgebung ändern sich in merkbarer Weise — was allerdings auch in der normalen Pubertät vorkommt — die Kranken ziehen sich von ihrer Umgebung zurück, zeigen allerlei Auffälligkeiten in ihrem Benehmen. Oft begehen bisher gesittete Knaben und Mädchen allerhand dumme Streiche oder begehen in ihrer Verstimmung Selbstmordversuche. Hochfahrende und unausführbare Pläne werden gefaßt, Interesse, Aufmerksamkeit für die Dinge des Alltags schwinden.

Bei manchen Kranken kommt es nicht zu groben Krankheitserscheinungen, sie fallen vielmehr nur durch ihre fortschreitende Gemütsabstumpfung und gegebenenfalls durch einige Absonderlichkeiten und Schrullen auf. Von diesen leichten Fällen führen fließende Übergänge zu jenen Formen, die mit Wahnideen und Sinnestäuschungen einhergehen. Die depressive Stimmung verbindet sich mit allerhand hypochondrischen Beschwerden, die oft zu absonderlichen Äußerungen führen, so wenn ein Kranker erklärt, daß ihm das Gehirn ausgeronnen sei u. dgl.; oft hört man von den Kranken, daß sie durch Onanie ruiniert seien. Es können sich allerhand Versündigungsideen, insbesondere aber Verfolgungsideen entwickeln. Die Kranken wähnen sich verfolgt, man beobachtet sie durch die Mauer mit Spiegeln, man bringt ihnen durch Speisen, durch Kleider Gift bei. Sexuelle Vorstellungen sind in manchen Wahnbildern trotz ihrer symbolischen Verhüllung deutlich zu erkennen. Vielfach bringen die Kranken diese krankhaften Ideen ohne besonderen Affekt vor. Auch zeigen ihre Wahnideen nicht den logischen Aufbau und die Systemisierung wie bei der Paranoia, sie wechseln häufig in ihrem Inhalte, stehen vielfach zur Stimmung des Kranken in Widerspruch.

Häufig, besonders bei den akut und subakut einsetzenden Fällen, treten Sinnestäuschungen auf, unter denen Gehörstäuschungen an erster Stelle stehen. Die Kranken hören Stimmen, die sie bald in den eigenen Körper, in das Ohr, in den Kopf, in den Leib, meistens aber in die Außenwelt verlegen. Sie hören ihre eigenen Gedanken laut werden, hören sich kritisiert und beschimpft, hören Befehle u. dgl. mehr. Gesichtstäuschungen finden sich seltener, noch seltener Halluzinationen des Geruchs und Geschmacks: Geruch von Schwefel, von Leichen, u. dgl. mehr. Eine große Rolle können gelegentlich Empfindungen einer körperlichen Beeinflussung spielen, wobei das Genitale vielfach beteiligt ist. Die Kranken werden magnetisiert, elektrisiert, es wird ihnen „die Natur abgezogen“, Männern das Glied elektrisch steif gemacht. Vergewaltigungen spielen eine große Rolle, auch perverse Handlungen homosexueller und sadistischer Art werden von den Kranken halluzinatorisch erlebt. Das Verhalten der Kranken gegenüber ihren Sinnestäuschungen zeigt die größten Verschiedenheiten. Manche Kranke reagieren auf sie, wie wenn sie Wirklichkeit wären, verschließen sich beispielsweise die Ohren, andere kümmern sich gar nicht um sie.

Den geschilderten Symptomen fügen sich nicht selten allerhand Erscheinungen an, die man als katatonisch bezeichnet, weil sie die zweite Gruppe der Schizophrenie, die Katatonie, in besonderer Weise charakterisieren. Diese Erscheinungen sollen später besprochen werden. Schon früher wurde erwähnt, daß zwischen den verschiedenen Gruppen der Schizophrenie keine scharfen Grenzen bestehen.

Der Ausgang der Hebephrenie ist in schweren Fällen ein völliges Erlahmen des Interesses der Kranken für die Außenwelt. In leichteren Fällen machen sich nur allerlei Absonderlichkeiten im Benehmen bemerkbar, eine gewisse Taktlosigkeit, die aus der mangelnden Urteilsfähigkeit gegenüber den eigenen Handlungen resultiert, etwas Maniriertes, Geschraubtes, Schrullenhaftes in ihrem Benehmen, eine Unberechenbarkeit ihres Verhaltens. Manche Sonderlinge, die einem im Leben begegnen, sind leichte Hebephrene.

Die Katatonie zeigt neben Sinnestäuschungen und Wahnideen auch eine Reihe von auffälligen Störungen im Bereiche der Motilität und der Sprache, welche zur Abtrennung dieser Gruppe geführt haben. Die Störung der Motilität kann sich in einer Steigerung oder in einer Herabsetzung oder Sperrung äußern. Manche Kranke zeigen eine Spannung ihrer Muskeln (daher der Name: Spannungsirresein), die oft stunden- und tagelang dem Körper die gleiche Stellung verleiht. Oft liegen solche Kranke mit von der Unterlage abgehobenem Kopf im Bett, sie stehen stundenlang steif auf einem Fleck u. dgl. Ein anderesmal findet man eine sogenannte wächserne Biegsamkeit (Flexibilitas cerea): die Kranken behalten die Stellung, die man ihren Gliedern erteilt, oft für lange Zeit bei, ohne Ermüdungserscheinungen zu zeigen. Bisweilen hören die Kranken plötzlich zu sprechen auf; es tritt, wie man sagt, eine Sperrung, ein Stillstehen der Denktätigkeit ein. Gelegentlich kommt es für längere Zeit zu einem völligen Verstummen (Mutismus). Manche Kranke liegen bewegungslos da, reagieren auf keinerlei Reize, verweigern meistens auch die Nahrung. Oft erfolgt in solchen Zuständen auch der Lidschlag außerordentlich selten, die Kranken lassen ohne Abwehr Fliegen auf ihrem Gesichte herumkriechen, liegen wie eine lebendige Leiche da. Diese Zustände von Stupor können unter Umständen auch jahrelang anhalten.

Im Gegensatze zu diesen Zuständen, die man als akinetische Zustände bezeichnet, treten bei der Katatonie auch Zustände gesteigerter Motilität, sogenannte Hyperkinesen, auf. Die Kranken sind erregt, bisweilen ausgesprochen tobsüchtig. Bei ihren Bewegungen macht sich gelegentlich ein Hang zur Wiederholung ein und derselben Bewegungskombination (Bewegungsstereotypie) geltend. Sie nicken beispielsweise immer in der gleichen Weise mit dem Kopf, legen immer wieder den gleichen Weg zurück, singen ununterbrochen dasselbe Lied u. dgl. Auch in der Sprache zeigen sich derartige Erscheinungen: es werden beispielsweise die gleichen Worte und Sätze unzähligemale ausgesprochen (Verbigeration), oder es macht sich die Neigung geltend, jedes Wort nachzusprechen, das sie hören (Echolalie), oder jede Bewegung, die sie sehen (Echopraxie), nachzumachen. Manche Kranke setzen jedem Einfluß Widerstand entgegen oder tun das entgegengesetzte von dem, was man von ihnen verlangt, weichen beispielsweise zurück, wenn man sie ruft u. dgl. (Negativismus), andere wieder erfüllen jeden noch so widersinnigen Befehl. Manche Kranke empfinden ihre Handlungen selbst als etwas Fremdartiges, Aufgezwungenes.

Die Sprache zeigt bei vorgeschrittenen Fällen von Schizophrenie sehr merkwürdige Störungen, die lebhaft an die Traumsprache erinnern. Wie diese, arbeitet die Sprache der Schizophrenen mit sprachlichen Verdichtungen und Verschmelzungen, sie wendet Symbole statt der gewöhnlichen Bezeichnungen an, sie liebt Gleichklänge u. dgl. mehr. In schweren Fällen erscheinen die Äußerungen der Kranken ganz unverständlich, sie produzieren oft ganz unsinnigen Inhalt in grammatikalisch anscheinend richtiger Form, sie sprechen „Wortsalat.“ Mitunter gelingt es aber doch, den unverständlichen sprachlichen Äußerungen einen Sinn zu entnehmen. Die Schizophrenen sind nämlich nur scheinbar verblödet. Sie haben ihre Gedanken, die sie in einer uns unverständlichen Weise äußern.

Die Katatonie setzt im Gegensatze zur Hebephrenie nicht selten plötzlich mit schweren Erscheinungen ein, welche dann verhältnismäßig oft wieder abklingen und bisweilen längerdauernden Remissionen Platz machen, die einer Heilung vollkommen gleichen können. Häufig kommt es aber später zum Auftreten neuerlicher Schübe, die dann zumeist doch in den geschilderten Endzustand der Schizophrenie ausmünden.

Die dritte Form der Schizophrenie ist die Dementia paranoides; sie hat in diesem Zusammenhange weniger Interesse, weil sie erst in einem späteren Lebensalter und ohne deutlichen Zusammenhang mit den Generationsvorgängen auftritt. Neben Sinnestäuschungen machen sich bei dieser Erkrankung insbesondere allerhand abenteuerliche Wahnvorstellungen geltend, die im Gegensatze zur Paranoia keine Systemisierung aufweisen. Auch führt die Erkrankung zur typischen psychischen Schwäche der Schizophrenie.

Kraepelin hat von dieser paranoiden Demenz unter dem Namen Paraphrenie eine Gruppe von Fällen abgetrennt, welche im Gegensatze zur Paranoia gleichfalls in Verblödung übergehen, dennoch aber die Störungen im Bereiche des Gemütslebens und der Willenstätigeit, die für die Schizophrenie charakteristisch sind, vermissen lassen.

Nicht selten macht die Unterscheidung der Schizophrenie vom manisch-depressiven Irresein gewisse Schwierigkeiten, da beispielsweise in den Phasen des manisch-depressiven Irreseins katatone Züge vorkommen können, da unter Umständen das Insuffizienzgefühl der Melancholie mit dem Gefühle der Unfreiheit und Gesperrtheit des Schizophrenen verwechselt werden kann, u. dgl. mehr. Eine sorgfältige Anamnese und die Beobachtung des weiteren Verlaufs können hier Klarheit schaffen. Von großer theoretischer Bedeutung, praktisch aber oft nicht leicht zu verwerten, ist die Erkenntnis, daß schizophrene Zustandsbilder unter Umständen auch psychogen entstehen können (schizophrener oder schizoider Reaktionstypus nach Popper). Diese Erkrankungen, die prognostisch im Gegensatze zur Schizophrenie günstig sind, hat man von der „genuinen" Schizophrenie abgetrennt. Man stellt sich vor, daß zur Entstehung der echten Schizophrenie neben einer zur schizoiden Reaktion disponiert machenden Erbanlage ein eigenes Gen (in den Chromosomen enthaltener Erbfaktor) „Prozeßpsychose" notwendig ist. Daß Erblichkeit bei der Schizophrenie eine Rolle spielt, ist nicht zu bezweifeln. Über die Art des Erbganges aber ist vorläufig noch nichts Sicheres bekannt.

Was die Pathogenese der Schizophrenie betrifft, ist hervorzuheben, daß sich seit Jungs und Bleulers Untersuchungen in zunehmendem Maße Bestrebungen geltend gemacht haben, die Erscheinungen der Krankheit von der psychologischen Seite her zu erfassen. Freilich hat Bleuler die Ansicht vertreten, und das tun mit ihm die meisten Autoren, daß die Schizophrenie eine organische Erkrankung ist und daß gewisse Grundsymptome unmittelbar durch den Krankheitsprozeß bedingt sind. Er hat aber in Anlehnung an die Psychoanalyse zu zeigen versucht, daß neben diesen Grundsymptomen zahlreiche schizophrene

Krankheitserscheinungen bestehen, die einem psychologischen Verständnisse zugänglich sind. Eine Reihe von Forschern hat diese Untersuchungen fortgesetzt und zu einer psychologischen Durchleuchtung dieser Erkrankung Wertvolles beigetragen. So hat sich beispielsweise Storch bemüht, auf die Ähnlichkeiten im Denken und Erleben des Schizophrenen mit dem Geistesleben des Primitiven hinzuweisen. Zweifellos sind beim Schizophrenen zahlreiche Verdrängungen aufgehoben, die beim Normalen und Neurotiker wirksam sind. Man kann in vielen Fällen das Freiwerden primitiven Materials, das Auftreten infantiler Triebeinstellungen, sei es in unverhüllter Form, sei es in Symbole verkleidet, klar beobachten. Schilder, der sich neben anderen Autoren eingehend mit der Schizophrenie befaßt hat, hält sie für eine körperlich bedingte Erkrankung, vertritt aber den Standpunkt, daß auch organische Gehirnkrankheiten die psychisch verständlichen Zusammenhänge nicht aufheben, daß sie vielmehr nur zu einer Umstellung der Libido, zu einer „Niveauverschiebung" führen.

Parallel mit dieser Forschungsrichtung gehen die Arbeiten anderer Autoren, die an der Hand genauester Symptomanalyse auf eine Lokalisation der Erkrankung im Gehirn hinzielen, Arbeiten, die Kleist dahingeführt haben, die Schizophrenie als eine heredodegenerative Systemerkrankung des Gehirns aufzufassen. Auch für das Studium dieser Frage haben wir durch die Beobachtung postenzephalitischer Krankheitszustände reiche Anregung erhalten.

Die meisten Autoren halten die Schizophrenie für ein endogenes Leiden und es spricht viel dafür, daß Störungen der inneren Sekretion, besonders der Genitaldrüsen, für ihre Entstehung maßgebend sind. Doch fehlt es nicht an Stimmen, die wenigstens in einem Teil der Fälle mit der Möglichkeit einer exogenen Entstehung rechnen.

Prinzipiell bedeutsame somatische Veränderungen sind bei der Schizophrenie bisher nicht gefunden worden. Auf Kretschmers Körperbaustudien wurde bereits hingewiesen. Hier sei noch erwähnt, daß in einem hohen Prozentsatze der Fälle eine verminderte Durchlässigkeit der Blut-Liquor-Schranke gefunden wurde, ohne daß man jedoch diesen Erscheinungen eine absolute diagnostische Bedeutung beimessen könnte. (Der Übertritt zahlreicher Stoffe aus dem Blut in den Liquor findet unter normalen Verhältnissen nur in beschränktem Ausmaße statt: Blut-Liquor-Schranke. Bei erhöhter Durchlässigkeit, wie sie insbesondere bei akut entzündilchen Veränderungen der Meningen beobachtet wird, findet ein erhöhter Durchtritt statt.)

Die Schizophrenie bricht in der Mehrzahl der Fälle in den Pubertätsjahren und in der Folgezeit bis zum 25. Lebensjahre aus. Eine frühzeitige Diagnose der Schizophrenie, insbesondere der schwer zu erkennenden, langsam verlaufenden Hebephrenie, kann den Arzt in die Lage versetzen, durch entsprechende Vorschläge manches Unheil zu verhüten. So wird es der Arzt, auch wenn die Angehörigen, wie das vielfach vorkommt, an das Vorhandensein eines Krankheitsprozesses nicht glauben, beispielsweise zu verhindern trachten, daß weitgehende Entschlüsse für die Zukunft gefaßt werden, daß eine Ehe eingegangen wird, u. dgl. mehr.

Bei der B e h a n d l u n g der Schizophrenie spielt die Dauernarkose eine gewisse Rolle; sie wirkt nicht nur beruhigend ein, sondern wird auch dazu benützt, durch intensive Beschäftigung mit dem Kranken in den kurzen Pausen des Dauerschlafes und nach ihm sein Interesse für die Umgebung wieder zu erwecken, seinen Autismus zu bekämpfen. Von der medikamentösen Behandlung der Schizophrenie, einschließlich der Fieber- und Metallsalzbehandlung, ist trotz manchen optimistischen Veröffentlichungen nichts Günstiges zu sagen. Die p s y c h i s c h e Behandlung der Schizophrenie wird namentlich in Amerika lebhaft propagiert. Ihre Erfolge sind wohl noch nicht gesichert, doch haben mir — unbeschadet der Erkenntnis, daß die psychische Behandlung den organischen Krankheitsprozeß selbst nicht aus der Welt zu schaffen vermag — auch meine eigenen Erfahrungen gezeigt, daß bei den milden Formen der Erkrankung ein günstiger Einfluß zu erzielen ist. Kaum bestritten ist heutzutage der Grundsatz, daß Schizophrene, so lange es geht, nicht zu internieren, oder, sobald es möglich ist, wieder in Freiheit zu setzen sind. Der Anstaltsaufenthalt, wenn er nicht mit Arbeitstherapie verbunden oder zur psychischen Behandlung benützt wird, kommt der Einkapselungstendenz des Schizophrenen stark entgegen und fördert dadurch die charakteristische „Verblödung“.

III. Neurosen und Psychosen der Menstruation.

Innerhalb der Periode der Reifungszeit setzen beim Mädchen die Menses ein, deren erstes Auftreten gelegentlich zu schweren nervösen Erscheinungen führen kann. Aber auch späterhin finden sich zur Zeit der Menstruation nicht selten allerhand Störungen auf körperlichem und seelischem Gebiete.

Die körperlichen Anomalien, die teils auf eine Änderung innersekretorischer Verhältnisse und auf eine Steigerung des Vagustonus, teils aber auch auf seelische Vorgänge zurückzuführen sind, spielen sich vornehmlich auf dem Gebiete des Herzgefäßsystems und des Magendarmtrakts ab. Es finden sich vasomotorische Störungen im Bereiche der Hautgefäße des Gesichtes, bleiches Aussehen, Neigung zu Kongestionen, veränderliche Farbe der Gesichtshaut, ferner Herzklopfen, Verstärkung des Spitzenstoßes, Arrhythmieen, oft mit einem Druckgefühl in der Herzgegend verbunden, von seiten des Magendarmtrakts Sodbrennen, saures Aufstoßen, Gefühl von Völle und Druck im Magen, Verdauungsstörungen. Neben diesen Erscheinungen aber kommen auch Kopfschmerzen, Schwindelgefühl, Neigung zu Schweißen an den Händen und in den Achselhöhlen, reichliche Salivation u. dgl. vor. Bei Frauen mit Organneurosen (Asthmaanfällen, Kolitis mucosa, nervösen Herzbeschwerden u. dgl.) stellen sich während der Menstruation sehr häufig Verschlimmerungen dieser Leiden ein.

Auf seelischem Gebiete finden sich noch in der Breite der Norm häufig eine gewisse Unruhe, Reizbarkeit und Verstimmbarkeit und Überempfindlichkeit gegen Sinneseindrücke, gelegentlich eine gewisse Trägheit auf geistigem und körperlichem Gebiete, Arbeitsunlust und erschwerte Konzentrationsfähigkeit.

Hauptmann hat den Versuch gemacht, auf Grund von Beobachtungen an Studentinnen die menstruellen Veränderungen, hauptsächlich auf seelischem Gebiete, psychologisch zu durchleuchten und in verschiedene Gruppen zusammenzufassen.

Er unterscheidet als erste Gruppe die Gesunden, die manchmal auch leichte körperliche Beschwerden haben und die auf seelischem Gebiete eine gewisse Steigerung der Aktivität, eine erhöhte Leistungsfähigkeit empfinden, ohne aber Anzeichen einer hypomanischen Verstimmung oder ideenflüchtigen Gedankengang aufzuweisen.

Bei der zweiten Gruppe, den ganz leicht Nervösen,

findet sich an Stelle dieser erhöhten Leistungsfähigkeit eine „leere Betriebsamkeit“, die in einer großen Bewegungsunruhe, aber auch in einem unproduktiven Gedankendrängen sich kundgibt. Der Autor meint, daß die Persönlichkeit in diesen Fällen gegenüber den einstürmenden Eindrücken und Vorstellungen versage, was manche Persönlichkeiten auch selbst als eine Überwältigung ihres Willens empfinden. Es besteht eine sensorische Überempfindlichkeit, die mit Reizbarkeit und gelegentlich auch mit einer ärgerlichen Stimmungslage verbunden ist, während bei manchen die Stimmung keine Änderung zeigt.

In der dritten Gruppe finden sich allerhand lokale und allgemeine körperliche Beschwerden und, wie der Autor meint, als Reaktion auf diese, nicht durch direkte endokrine Einflüsse bedingt, psychische Folgeerscheinungen, wie Störung der Auffassung und der Konzentration, Abnahme des Interesses und der Gedankentätigkeit, mißmutige, gelegentlich ärgerliche Stimmung oder Gereiztheit.

In einer weiteren Gruppe finden sich paranoide Äußerungen: Die Frauen fühlen sich von ihren Männern zu wenig rücksichtsvoll behandelt, es wird ihrem Schonungsbedürfnisse nicht genügend Rechnung getragen u. dgl. Sie zeigen gelegentlich eine besondere Empfindlichkeit gegenüber sexuellen Bemerkungen, die wohl mit einer Verdrängung der gesteigerten Libido zusammenhängen. Hauptmann meint, daß diese paranoide Einstellung durch die Tatsache der Menstruation psychisch hervorgerufen wird, daß die Menstruation eine veränderte Einstellung zur Umwelt und eine Umstellung des Ichgefühls hervorrufe, die mit einer besonders starken Betonung der Weiblichkeit einhergehe.

In der letzten Gruppe Hauptmanns finden sich psychische Verstimmungszustände, die wohl durch körperliche Ursachen bedingt sind, ohne daß jedoch diese Ursachen für die Menstruation spezifisch wären. Die Menstruation übt in diesen Fällen bei einem dazu veranlagten Organismus eine anderen körperlichen Schädigungen gleichartige Wirkung aus. Doch sind auch bei diesen Verstimmungszuständen seelische Momente wirksam: Das Gefühl des körperlichen Unbehagens, der Abnahme der Leistungsfähigkeit u. dgl., die bei entsprechend disponierten Persönlichkeiten zu einem Gefühl der Herabsetzung führen.

Daß die Menstruation durch psychische Eindrücke in hohem

Maße beeinflußt wird, ist bekannt. So können schreckhafte Erlebnisse, aber auch Angst vor Schwängerung und umgekehrt der Wunsch nach einem Kinde zum Ausbleiben der Menstruation führen; auch kann auf der anderen Seite beispielsweise durch den Wunsch, dem Geschlechtsverkehr mit dem ungeliebten Manne auszuweichen, die Menstruation sich zu einem ungewöhnlichen Zeitpunkte einstellen.

Auch die dysmenorrhoischen Beschwerden hängen in besonderem Maße mit den individuellen Erlebnissen und der jeweiligen psychischen Einstellung, aber auch mit der Gesamtpersönlichkeit zusammen. Novak hat Beweismaterial für diese Auffassung gebracht, hat insbesondere auf die Bedeutung psychischer Traumen für die Entstehung der Dysmenorrhoe hingewiesen und die günstige Einwirkung einer psychischen Behandlung betont. Freilich darf man im Sinne unserer allgemeinen Ausführungen dieses Trauma nur als eine bei der Entstehung dieses Leidens wirksame Komponente betrachten. Allers hat kürzlich zwei interessante Fälle beschrieben, in welchen durch eine psychische Behandlung der Gesamtperson, sozusagen als Nebenprodukt eine Heilung menstrueller Störungen erfolgte, die bis dahin gar nicht zum Gegenstande der Besprechungen gemacht worden waren; er erblickt darin mit Recht: Erstens eine Bestätigung der Tatsache, daß die verschiedensten somatischen Beschwerden in einem sinnvollen Zusammenhange mit dem gesamten Verhalten der Person stehen; zweitens einen Hinweis auf die psychogene Entstehung solcher Symptome, die durch eine direkte psychische Beeinflussung dieser Symptome vielfach nicht zu erweisen ist, da auch organische Symptome einer suggestiven Beeinflussung nicht unzugänglich sind.

Was das Auftreten eigentlicher Psychosen zur Zeit der Menstruation betrifft, so hat man früher den Begriff der Menstruationspsychosen zu weit gefaßt. Vielfach kommen zur Zeit der Menstruation Geistesstörungen zum Ausbruch, bei deren Auftreten der Menstruation selbst nur eine relativ untergeordnete Bedeutung zukommt. So ist es bekannt, daß Phasen des manisch-depressiven Irreseins mitunter gerade zur Zeit der Menstruation bei Persönlichkeiten einsetzen, die auch außerhalb dieser Zeit an Phasen dieses Leidens erkranken und bei denen der Menstruation eine gewisse auslösende Bedeutung zukommen mag, wie sie in anderen Zeiten auch andere Momente erhalten können. Man hat hier gewiß nicht das Recht, die während der Menstruation auftretende Erkrankung von dem Gesamtbilde des manisch-depressiven Irreseins abzutrennen. Bekannt ist auch, daß mitunter chronische Geisteskrankheiten, wie die Schizophrenie, zur Zeit der Menstruation eine vorübergehende besondere Steigerung der Krankheitssymptome erfahren. Sicherlich ist es auch nicht berechtigt, von einer Menstruationspsychose in dem Sinne zu sprechen, als würde es sich dabei um charakteristische Krankheitsbilder von spezifischem Gepräge handeln, wie man das ursprünglich annahm.

Doch ist wohl gestattet, in solchen Fällen von einer Menstruationspsychose zu sprechen, in denen es wiederholt zur Zeit der Menses, aber nur zu dieser Zeit, zu psychischen Störungen kommt, die dann nach einiger Zeit wieder verschwinden und die trotz mehrfacher Wiederholung der einzelnen Anfälle nicht zu einer dauernden Veränderung der Persönlichkeit führen. Diese psychischen Erkrankungen können sehr verschiedenartige Bilder zeigen. So kommt es gelegentlich zu amentiaartigen Verwirrtheitszuständen (über die Amentia siehe das vierte Kapitel), oder es können sich Verstimmungszustände, meistens von mehr manischem Charakter (gehobene Stimmung mit Ablenkbarkeit und Betätigungsdrang), entwickeln, in denen auch Wahrnehmungsverfälschungen, Beeinträchtigungsideen, gelegentlich auch eigenartige, an die Schizophrenie erinnernde Erscheinungen auftreten. Seltener sind an das Psychotische grenzende depressive Verstimmungen.

Schon in der Breite der Norm kommt es bisweilen während der Menstruation zu einer Verstärkung auch sonst vorhandener eifersüchtiger Regungen. In manchen Fällen nehmen diese wahnhaften Charakter an. Die Frauen geraten in eine deprimiert-gereizte Stimmungslage, werden ihrem Manne gegenüber mißtrauisch, beschuldigen ihn aller möglichen sexuellen Beziehungen, behaupten fälschlich, Briefe gefunden zu haben, aus denen der Treubruch ihres Gatten hervorgehe, lassen keine Einwände gelten. Sinnestäuschungen oder sonstige Zeichen einer Geistesstörung fehlen. Nach Ablauf der Menstruation korrigieren sie ihre wahnhaften Ideen, zeigen Krankheitseinsicht, um aber beim Wiederauftreten der Menses in gleicher Weise zu erkranken. Zu einer Fixierung des Eifersuchtswahns kommt es in diesen Fällen nicht.

Bemerkenswert ist, daß menstruelle Psychosen mitunter auch noch nach dem Klimakterium periodisch zum Ausbruch gelangen, sich gewissermaßen an Stelle der nicht mehr vorhandenen Menses setzen können. Erwähnt sei auch, daß das Ausbleiben der Menses, wie es gelegentlich aus irgend einem unbekannten Grunde oder bei anämischen und unterernährten Frauen vorkommt, auf psychischem Wege zu depressiven Zuständen, zu Minderwertigkeitsgefühlen u. dgl. führen kann.

Andererseits ist es bekannt, daß Störungen der Menstruation bei Geisteskranken häufig vorkommen. In seltenen Fällen wird das Intervall zwischen den einzelnen Menstruationen kürzer, meistens bleiben die Menses aus. Das ist sehr häufig bei akuten Psychosen, aber auch im Beginne oder in akuten Exazerbationen chronischer Psychosen der Fall. In einem verhältnismäßig kleinen Teile der Fälle kann die Amenorrhoe noch vor den ausgesprochen psychotischen Symptomen in Erscheinung treten, meistens setzt sie erst 1—2 Monate nach dem Ausbruch der Erkrankung ein, kann aber unter Umständen noch längere Zeit nach der Heilung der Psychose bestehen bleiben. Begreiflicherweise werden die Kranken und ihre Umgebung vielfach gerade durch das Ausbleiben der Menses in hohem Maße beunruhigt und sind nicht selten geneigt, dieses Ausbleiben für die Ursache der Psychose zu halten. Man wird in solchen Fällen eine entsprechende Aufklärung nicht verabsäumen dürfen, wird darauf aufmerksam machen, daß es sich um eine Erscheinung der Krankheit handelt, deren Ablauf von der regelmäßigen Menstruation nicht abhängt, wird aber gegen harmlose Mittel, die die Menstruation befördern sollen, warme Fußbäder zur Zeit des Menstruationstermins, gegebenenfalls auch gegen die von Aschner propagierten Ableitungsmittel, wie Aderlaß, Abführmittel, hautreizende Mittel, nichts einwenden.

Nach psychoanalytischer Auffassung stellt die erste Menstruation eine besondere „narzistische Kränkung“ (Kränkung des Selbstgefühls) dar, weil sie den Komplex des notwendigen Verzichts auf die männliche Rolle besonders in den Vordergrund rückt und gleichzeitig das Schuldgefühl wegen der kindlichen Masturbation neu belebt, da der Verlust der Männlichkeit, des männlichen Glieds, vom Mädchen als Strafe für diese Masturbation empfunden wird. Begreiflich daher, daß die erste Menstruation, zumal wenn sie ohne entsprechende Aufklärung und seelische Vorbereitung eintritt, zu einem überwältigenden seelischen Erlebnisse werden, zu schweren Störungen des seelischen Gleichgewichts, zu Angstreaktionen u. dgl. führen kann.

Auch noch in einer zweiten Hinsicht scheint die Menstruation (nicht nur die erste) den Anlaß einer Enttäuschung zu bilden. Bedeutet ihr Auftreten doch biologisch den Ausdruck der nicht erfolgten Befruchtung, psychisch daher, anfangs unbewußt, später auch bewußt, die Nichterfüllung des schon in der Kindheit regen Wunsches nach einem Kinde, jenes Wunsches und jener Hoffnung, die unter den Entschädigungsaussichten für den Verlust der Männlichkeit eine große Rolle spielen.

Bei dieser seelischen Einstellung kann man es begreifen, daß die Menstruation so häufig mit allerhand Beschwerden einhergeht, die mit diesen unbewußten Einstellungen in verständlicher Weise zusammenhängen: Psychische Verstimmung, Überempfindlichkeit und Gereiztheit lassen sich als Reaktionen auf die Gefühle der Enttäuschung verstehen, die häufigen Kopfschmerzen werden psychoanalytisch als Ausdruck des Männlichkeitskomplexes aufgefaßt, in dem Sinne, daß der Kopf, als Sitz der geistigen Tätigkeit, das Symbol des Mannes verkörpert. In diesem Zusammenhang ist es nicht ohne Interesse darauf hinzuweisen, daß es bei manchen Mädchen und Frauen während der Menses immer wieder zu der sonst schon aufgegebenen Klitorismasturbation kommt, als Erinnerung gleichsam an die Bedeutung, die die erste Menstruation hinsichtlich des Verzichts auf die männliche Rolle besitzt.

Die Therapie der menstruellen Psychosen besteht in Bettruhe, wenn möglich mit Beschäftigung während der Bettruhe. Schon einige Tage vor dem Einsetzen der Menses versuche man größere Bromdosen (5—10 Gramm täglich) zu geben. Auch kann diese Behandlung mit feuchten Einpackungen kombiniert werden.

IV. Neurosen und Psychosen der Gravidität.

Mit der Gravidität setzt die Erfüllung eines im Seelenleben der Frau sehr bedeutsamen Wunsches ein, des Wunsches nach dem Kinde. Freilich handelt es sich bei diesem Wunsche nicht um einen einfachen seelischen Vorgang, vielmehr wird er durch äußere und innere Faktoren sehr kompliziert. So ist es begreiflich, daß in unserer Gesellschaftsordnung die uneheliche

Schwangerschaft mit all ihren Besorgnissen über die moralische Schädigung und die soziale Herabsetzung, die namentlich bei den Mädchen aus den sogenannten besseren Ständen eine Rolle spielt, oder die Furcht vor den kommenden materiellen Schwierigkeiten, die wieder bei den Mädchen aus Arbeiterkreisen vielfach in den Vordergrund tritt, das Seelenleben der Schwangeren schwer zu belasten vermögen. Auch die verheiratete Frau der ärmeren Klasse sieht, zumal wenn sie schon Kinder hat, einem Familienzuwachs oft mit großer Sorge entgegen.

Aber auch bei der Frau, bei der solche äußere Umstände nicht in Betracht kommen, ist die Beziehung zum erwarteten Kinde keine ganz einheitliche. Analytische Untersuchungen haben gezeigt, daß die Schwangere auf das Kind ähnliche Gefühle überträgt, wie auf den in der Kindheit geliebten Vater. Diese Gefühle sind aber ambivalenter Natur, gemischt aus den bewußten Gefühlen, aus Zärtlichkeit und Liebe auf der einen, aber auch aus unbewußten feindseligen Gefühlsregungen auf der anderen Seite, die ihre Ursache darin haben, daß das kleine Mädchen am Vater eine Liebesenttäuschung erfahren hat, der ihr nicht die volle von ihr gewünschte Liebe hat zuteil werden, sie nicht an die Stelle der Mutter hat treten lassen.

Dem Wunsche nach dem Kinde entgegenwirken können gelegentlich auch eine gewisse Angst vor den Schmerzen und Gefahren des Geburtsaktes, das Bangen um den drohenden Verlust der körperlichen Schönheit, bei Frauen mit zu wenig Selbstvertrauen auch die Sorge um die Entwicklung des erwarteten Kindes.

Als Reaktion auf diesen seelischen Konflikt kann es, unterstützt durch die Umwälzung auf körperlichem Gebiete, durch die Veränderung des Blutkreislaufes und des Stoffwechsels, durch die Verlagerung der Organe und die Änderung ihrer Funktionen, durch die Veränderung des gesamten endokrinen Systems, insbesondere durch den Ausfall der Eierstockfunktion und durch die Stoffwechselveränderung in Plazenta und Fötus, und durch den Einfluß aller dieser Vorgänge auf das vegetative Nervensystem — mindestens in den letzten Monaten im Sinne einer Erhöhung des Sympathicotonus — zu zahlreichen nervösen Störungen auf körperlichem und seelischem Gebiete kommen.

Auf körperlichem Gebiete beobachtet man häufig allerlei vasomotorische Störungen, Blässe im Gesichte und Wallungen,

Unverträglichkeit für warme Zimmertemperatur, Ohrensausen, Flimmern mit Schwarzwerden vor den Augen, Ohnmachtsanwandlungen und Ohnmachten, Speichelfluß, erhöhtes Durstgefühl. Gelegentlich findet sich eine besondere Schlafsucht. Allgemein bekannt sind die verschiedenen Magenbeschwerden der Schwangerschaft: Sodbrennen, Heißhunger oder Appetitlosigkeit, Erbrechen, das oft mit einem starken Ekelgefühl einhergeht. Vielfach finden sich diese Beschwerden in erhöhtem Maße bei Persönlichkeiten, die schon in ihrem Dauerzustand an nervösen Beschwerden gelitten haben. Auch autosuggestive Einflüsse infolge der Kenntnis der verschiedenen Schwangerschaftsbeschwerden mögen die Neigung zu diesen Erscheinungen erhöhen.

In den ersten Monaten stellt sich oft eine starke Geruchsüberempfindlichkeit, beispielsweise gegen Parfüme und Tabakgeruch, besonders aber gegen Speisen ein und eine Geschmacksüberempfindlichkeit, die sich in Ekelgefühl vor gewissen Speisen (besonders vor Eiern und Fleisch) äußert, welche nicht selten schon vor der Schwangerschaft nicht gerne gegessen wurden. Demgegenüber stehen die verschiedenen Geschmacksgelüste, absonderliche Neigungen für bestimmte Speisen, so beispielsweise für saure Sachen, besonders für Obst (Äpfel, Orangen, Bananen), ähnlich wie in der Pubertät. Auch andere eigenartige Gelüste machen sich mitunter geltend: ein Drang zur Berührung unappetitlicher Sachen, eine Sucht, sich in bestimmte Stoffarten zu kleiden u. dgl. mehr. Hupfer hat kürzlich unter Heranziehung psychoanalytischer Erkenntnisse und völkerpsychologischer Daten darauf hingewiesen, daß alle Speisen, auf die sich die Gelüste oder Abneigungen der Schwangeren beziehen, im Volke als Befruchtungsmittel gelten, und daß sie mit der häufigsten Sexualtheorie der Primitiven und der Kinder von der Befruchtung durch das Essen und Trinken zusammenhängen. Die Autorin faßt infolgedessen die Gelüste und Abneigungen als den, vielfach unbewußten, Ausdruck einer Bejahung oder Verneinung der Schwangerschaft auf.

Auf seelischem Gebiete kommt es oft zu einer eigenartigen sehnsüchtig-bangen Stimmungslage mit gesteigertem Annäherungsbedürfnis an den Mann, die bisweilen auch mit einer starken Eifersucht verknüpft ist. Das mag zum Teil damit zusammenhängen, daß die Schwangere, deren Sexualtrieb in den ersten Monaten nicht selten erhöht ist, fürchtet, dem Manne weniger anziehend zu erscheinen. Andererseits aber kann es zu einer abweisenden, mitunter bis zum Haß gesteigerten Einstellung gegenüber früher geliebten Tieren und Personen, gegen Angehörige, besonders aber auch gegen den Mann kommen.

Gelegentlich treten allerhand Charakteranomalien, wie Trotz, übertriebene Reinlichkeit oder Sparsamkeit zutage, die die Frau dann mit ihrer Sorge um das kommende Kind zu begründen sucht.

Mitunter entwickelt sich ein ausgesprochener Sammeltrieb und bisweilen kann es in dieser Zeit unter dem Einflusse krankhafter Triebregungen auch zu kriminellen Handlungen kommen. So ist es bekannt, daß insbesondere Warenhausdiebstähle nicht selten von Schwangeren begangen werden, und Raimann meint, daß das vielleicht mit der Überempfindlichkeit der Schwangeren gegenüber allerhand Sinneseindrücken zusammenhänge und daß die „eigenartig schwere, mit allerlei Geruchsreizen geschwängerte Luft der großen Warenhäuser" für das Zustandekommen der Diebstahlsneigung eine Rolle spiele. Ausnahmsweise sind auch Brandstiftungs- und Mordimpulse bei Schwangeren beobachtet worden.

Vielfach findet man bei Schwangeren eine gewisse körperliche Trägheit, gepaart mit einer gewissen seelischen Gleichgültigkeit, die teilweise wohl darauf beruht, daß sich das Denken und Fühlen der Schwangeren so sehr auf die eigene Person und auf das erwartete Ereignis einschränkt, daß daneben für andere Interessen wenig Raum bleibt. Diese Gleichgültigkeit im Vereine vielleicht mit exhibitionistischen Tendenzen (Trieb zur Entblößung) wird auch zur Erklärung des bei der Schwangeren nicht selten zu beobachtenden Mangels an Schamgefühl herangezogen. Manche Schwangere sind leicht gekränkt, nehmen alles übel. Gelegentlich tritt eine besondere Reizbarkeit zutage oder es findet sich eine große Schreckhaftigkeit. Nicht selten treten heftige Gemütsschwankungen auf, die manchmal innerhalb eines Tages ablaufen: Wechsel von Traurigkeit und Apathie mit gehobener Stimmung, die mit einem erhöhten Kraftgefühl, mit Neigung zum Scherzen, mit lebhaftem Minenspiel und lebhaften Gesten, gelegentlich mit einer gewissen Hemmungslosigkeit einhergeht.

Ebenso wie auf seelischem ist auch auf körperlichem Gebiete in den einzelnen Fällen die Reaktion auf die Schwangerschaft außerordentlich verschieden. Während manche Frauen in der Schwangerschaft ihre höchste körperliche und seelische Blüte erlangen, verfallen andere auch körperlich, werden häßlich.

Zumeist schwinden etwa in der Hälfte der Schwangerschaft die erwähnten körperlichen Symptome. Man hat sich das daraus zu erklären versucht, daß das Kind in dieser Zeit mit dem Auftreten der Kindesbewegungen der Schwangeren stärker als Gegenstand der Außenwelt bewußt wird und daß sie dadurch dem Kinde stärkere Gefühle der Liebe entgegenbringt, die die unbewußten feindseligen Regungen, denen eine gewisse Bedeutung für die Entstehung der geschilderten Beschwerden zukommt, immer mehr überwiegen.

Daß die geschilderten Anomalien auch schwere Grade erreichen, zu schweren neurotischen Zuständen, aber auch zu Psychosen führen können, ist begreiflich. So können sich hysterische Verwirrtheitszustände mit Sinnestäuschungen einstellen, es kann zu schweren Angstzuständen, zu allerhand Zwangsvorstellungen und Phobien kommen, es können sich paranoide Zustände mit allerhand Beeinträchtigungs- und Verfolgungsideen entwickeln; das kann man insbesondere bei älteren Frauen beobachten, die schon große Kinder haben und deshalb von der Furcht beherrscht werden, eine lächerliche Rolle zu spielen.

Von besonderer Bedeutung sind die psychopathischen Depressionszustände der Schwangerschaft, die man geradezu als Schwangerschaftsdepression bezeichnet hat. Es handelt sich um seelische Reaktionen auf die Tatsache der Schwangerschaft, die aus irgend einem Grunde nicht erwünscht ist, um Reaktionen, die sich durch schwere seelische Verstimmung mit ausgesprochenem Lebensüberdruß kennzeichnen. (Freilich ist es nicht von der Hand zu weisen, daß auch bei diesen psychogenen Reaktionen somatische Vorgänge eine mehr oder weniger bedeutende Rolle spielen.)

Die Kranken werden bei körperlicher Betätigung leicht erschöpft, sie sind traurig, weinen viel, quälen sich mit allerhand pessimistischen Gedanken. Im Mittelpunkte ihrer Vorstellungen steht der „Schwangerschaftskomplex“. Diese Frauen sind fast ständig von dem Gedanken an die Schwangerschaft und von der peinlichen Vorstellung beherrscht, daß sie nun ein Kind bekommen sollen. Sie grübeln über die Folgen nach, die ihnen mit allen Schrecken vor Augen stehen, sie glauben, daß sie ihr Kind nicht werden versorgen können, daß ihre Geldmittel nicht ausreichen werden, daß sie und ihre Familie zugrunde gehen müssen. Vielfach nehmen auch die beengten Wohnungsverhältnisse der Großstadt einen großen Raum in diesen quälenden Gedanken ein. Die Kranken essen und schlafen schlecht, kommen körperlich herunter und unternehmen zuweilen auch Selbstmordversuche, in der Idee, daß ihnen kein anderer Ausweg übrig bleibe, um sich dem gefürchteten Ereignisse zu entziehen.

Die Schwangerschaftsdepression hat nicht allzu selten auch praktische Bedeutung, da selbst Autoren, die in bezug auf die Indikation zur Unterbrechung der Schwangerschaft im allgemeinen einen sehr konservativen Standpunkt einnehmen, in schweren Fällen von Schwangerschaftsdepression die Unterbrechung mit Rücksicht auf die Selbstmordgefahr für berechtigt halten. Sie gehen, wie ich glaube, mit Recht von der Annahme aus, daß man eine solche Selbstmordgefahr nur durch Internierung der Kranken in einer geschlossenen Anstalt, aber auch da nicht mit voller Sicherheit beseitigen könne, daß eine solche Internierung aber bei einer durch Unterbrechung der Schwangerschaft heilbaren psychischen Erkrankung einen allzu schweren Eingriff in die persönliche Freiheit des Kranken darstelle.

Was die eigentlichen, nicht psychogenen Psychosen betrifft, so hat die Schwangerschaft für deren Auftreten eine geringere Bedeutung als das Wochenbett. Kaum ein Fünftel der Psychosen, die mit dem Geburtsvorgange zusammenhängen, fallen in die Zeit der Schwangerschaft. Mag das bei den bedeutsamen somatischen Einwirkungen, die während der Gravidität vor sich gehen, auch wundernehmen, so muß man doch bedenken, daß sich der Umbildungsprozeß in dieser Zeit viel langsamer vollzieht als bei der Geburt und im Wochenbette, was wohl eine bessere Anpassung des Organismus zur Folge haben dürfte.

Die Graviditätspsychosen treten nur selten vor dem 25. Lebensjahre auf und finden sich häufiger bei Mehrgebärenden als bei Erstgebärenden. Der größere Teil der Psychosen fällt in den zweiten Teil der Gravidität, was im Vereine mit der Tatsache, daß sich auch andere schwere Schädigungen des Zentralnervensystems, wie die Polyneuritis, die Tetanie, die Eklampsie, meistens erst in dieser Zeit entwickeln, für die Auffassung spricht, daß bei ihrer Entstehung toxischen Einflüssen eine große Bedeutung zukommt. (Infektiöse Momente spielen im allgemeinen kaum eine Rolle.)

Eine Giftwirkung ist ja als Ursache zahlreicher körperlicher Erkrankungen in der Schwangerschaft, der sogenannten Gestosen, nachgewiesen worden. Sie wird auf einen Mangel an Schutzstoffen zurückgeführt, der zu einer ungenügenden Spaltung der plazentaren Substanz im mütterlichen Blute und damit zu einer Anhäufung hochmolekularer giftiger Abbauprodukte führt, denen sich als sekundäre Giftquelle die Funktionsstörung des geschädigten Organparenchyms zugesellt.

Unter den Psychosen ist die im allgemeinen selten auftretende echte Amentia (siehe darüber das nächste Kapitel) zu erwähnen. Bekannt ist, daß die Schwangerschaftspolyneuritis in schweren Fällen, ebenso wie die Polyneuritis aus anderen Ursachen, insbesondere die alkoholische Polyneuritis, nicht selten von psychischen Störungen begleitet wird; so findet man bei dieser Erkrankung ängstlich-depressive Zustandsbilder mit leichter Bewußtseinstrübung, mit Erschwerung der Auffassung und des Konzentrationsvermögens, auch delirante Bilder mit allerhand Sinnestäuschungen und gelegentlich auch das von der alkoholischen Polyneuritis bekannte Zustandsbild der Korsakoffschen Psychose — den sogen. amnestischen Symptomenkomplex — eine Geistesstörung, die durch mangelnde Orientierung und durch eine schwere Störung der Merkfähigkeit für frische Eindrücke, bei mehr oder weniger gutem Erhaltenbleiben der Erinnerung an weiter zurückliegende Ereignisse, oft kombiniert mit einer Neigung zur Ausfüllung der Erinnerungslücken durch allerhand erfundene Erlebnisse (Konfabulation) charakterisiert ist. Die Prognose der psychischen Störungen in diesen Fällen ist günstig, insoferne nicht die körperliche Grundkrankheit zum Tode führt. Auch länger dauernde psychische Folgeerscheinungen, eine Merkschwäche, die die übrigen Symptome gelegentlich überdauert, pflegen schließlich doch vollkommen zu schwinden.

Auch die Chorea gravidarum ist oft von psychischen Störungen begleitet, die sich in krankhaften Veränderungen der Stimmung im Sinne einer gereizt-ärgerlichen Stimmungslage oder einer auffallenden Apathie, in gesteigerter Gemütserregbarkeit oder in einem Mangel an Spontaneität, gelegentlich auch in Sinnestäuschungen und paranoiden Ideen äußern. Auch hier ist die Prognose der psychischen Erkrankung günstig, der Endausgang von der nicht ungefährlichen Chorea abhängig.

Gegen das Ende der Gravidität kommt es gelegentlich zum Auftreten von Eklampsie, die mit psychotischen Erscheinungen einhergehen kann, über welche im Kapitel über das Wochenbett gesprochen werden soll.

Die sogenannten endogenen Psychosen, die Schizophrenie und das manisch depressive Irresein, kommen gelegentlich während der Schwangerschaft zum ersten Male zum Ausbruche oder flackern in dieser Periode wieder auf, unterscheiden sich aber im allgemeinen nicht wesentlich von den außerhalb der Gravidität auftretenden Krankheitsbildern. Auf schon bestehende Krankheitszustände dieser Psychosengruppen übt die Schwangerschaft meistens keinen besonderen Einfluß aus.

Die Therapie der Neurosen und Psychosen der Schwangerschaft deckt sich im allgemeinen mit der der Neurosen und Psychosen überhaupt, worüber das Notwendige im ersten Kapitel gesagt wurde. Erwähnt sei, daß die Hyperemesis gravidarum in zahlreichen Fällen einer psychischen Beeinflussung in hohem Maße zugänglich ist.

Dort, wo man Grund hat, der Toxikose größere Bedeutung beizumessen, haben die Richtlinien für die sonstige Gestosenbehandlung zu gelten. Die Therapie ist entweder konservativ oder geburtshilflich: Unterbrechung der Schwangerschaft.

Als konservative Behandlung kommt vor allem eine Regelung der Diät in Betracht, die auch prophylaktische Bedeutung hat, nämlich eine kohlehydratreiche, fett- und eiweißknappe Kost: Milch, Butterbrot, Gemüse, Mehlspeisen, kleine Mengen weißes gekochtes, aber kein fettes Fleisch, keine Selchwaren, keine schmalzgebackenen Speisen; Zufuhr von alkalischen Mineralwässern und Limonaden. Daneben werden Injektionen von Ringerscher Lösung und von Pferdeserum angewendet. Subkutane Injektionen von 50prozentiger wässeriger Peptonlösung, am ersten Tage 0,1 Kubikzentimeter, am zweiten Tage 0,2, dann bis zu 20 Tagen täglich 0,3, wurden zur Behandlung des Vomitus gravidarum empfohlen.

Was die Indikation zur Unterbrechung der Schwangerschaft vom Standpunkte des Psychiaters betrifft, so ist in dieser Richtung auf die Bedeutung der Schwangerschaftsdepression bereits hingewiesen worden. Bei echten manisch-depressiven Erkrankungen dürfte eine Indikationsstellung nur ausnahmsweise, beim Auftreten schwerer körperlicher Erschöpfungen, in Betracht kommen. Bei schubweise verlaufender Schizophrenie wird das Auftreten eines neuen Schubes während der Schwangerschaft mit Rücksicht auf die Gefahr eines raschen Fortschreitens der Erkrankung die Berechtigung zur Einleitung eines Abortus oder einer Frühgeburt geben. Doch hat man diese auch bei mehr chronisch verlaufenden Fällen zu erwägen, in denen während der Schwangerschaft eine erhebliche Verschlimmerung auftritt. Auch jene seltenen Fälle von Verwirrtheitszuständen, die nicht der Schizophrenie zugehören, sondern als Amentia anzusprechen sind, berechtigen zu einer Unterbrechung der Schwangerschaft. Das gleiche gilt von Psychosen, die im Zusammenhange mit schwerer Polyneuritis oder mit Chorea auftreten. Eine Indikationsstellung im Interesse des zu erwartenden Kindes schwachsinniger oder schwer psychopathischer Eltern kommt gegenwärtig nicht in Frage, da unsere Gesetze die Schwangerschaftsunterbrechung aus eugenischen Gründen nicht anerkennen.

V. Neurosen und Psychosen der Geburt, des Wochenbettes und der Laktation.

Geburt.

Beim Geburtsakte selbst beherrschen die körperlichen Leiden das Seelenleben des Weibes vielfach so vollkommen, daß andere Gefühle dem gegenüber nicht aufkommen. (Von psychoanalytischer Seite wird auf Grund gewisser Erfahrungen angenommen, daß den Schmerzen beim Geburtsakt ein besonderer Lustcharakter zukommt, so daß dieser als ein Höhepunkt masochistischer, d. i. selbstquälerischer Lust aufzufassen wäre.) Immerhin zeigen sich bei manchen Frauen schon während oder unmittelbar nach der Geburt, besonders wenn diese nicht allzu schwer vonstatten ging, deutlich die ersten Zeichen mütterlicher Zärtlichkeit und Liebe. Bei sehr empfindlichen, meistens wohl hysterischen Frauen kommt es gelegentlich als Reaktion auf die Schmerzen, auf die körperliche Erschöpfung und die seelische Erregung zu schweren Erregungs- und tobsuchtsartigen Zuständen, oder auch zu leichter Verwirrtheit. Vorübergehende Bewußtlosigkeit tritt nur selten auf. Die Skopolamin-Dämmerschlaf-Geburt führt nicht selten zu Erregungszuständen leichteren Grades oder auch zu schweren Erregungen, bei denen auch delirante Zustände mit Verwirrtheit und gelegentlich mit Vergiftungsideen vorkommen können. Auch impulsive Handlungen, namentlich Selbstmordversuche und gelegentlich Mordimpulse gegen das Neugeborene, können sich geltend machen. Der schweren seelischen Beeinträchtigung, die namentlich bei ledigen Müttern durch die Geburt herbeigeführt wird, tragen verschiedene Strafgesetze durch die Sonderstellung des Delikts der sogenannten Kindestötung Rechnung. Zweifellos stellt die Geburt ein bedeutendes seelisches Erlebnis dar, das möglicherweise auch für die Beziehung zum Kinde wichtig ist, und es ist daher von mancher Seite gegen die Anwendung der Narkose bei der Geburt Stellung genommen worden.

In den ersten Tagen nach der Geburt befindet sich eine große Anzahl von Frauen in einem auffallend gleichgültigen, apathischen Gemütszustande, der erst allmählich einem zunehmenden Interesse für das Kind weicht. Es treten auch in der zweiten bis sechsten Woche häufig depressive Verstimmungen auf, die alle Übergänge von leichter Traurigkeit mit grüblerischen Sorgen um das Kind bis zu schweren depressiven Erkrankungen darbieten können. Oft dauern diese Zustände nur einige Tage, sie können sich aber auch manchmal selbst durch Wochen und Monate hinziehen, um meistens mit der Abstillung zu verschwinden.

Die Zärtlichkeit für das Kind ist auch bei der normalen Frau mit sexuellen Regungen verknüpft, die teils mit der Reizung erogener Zonen zusammenhängen, teils in der libidinösen Beziehung zum Kinde selbst enthalten sind. Dagegen kann die erotische Gefühlseinstellung zum Manne eine Abkühlung erfahren, die aber meistens nur vorübergehender Natur ist.

Wochenbett.

Mit den nervösen Zuständen des Wochenbettes und der Laktation hat sich Moll beschäftigt und sie unter dem Namen der Maternitätsneurosen beschrieben. Als Ursache der nervösen Störungen kommen einander entgegengesetzte seelische Einstellungen der Mutter in Betracht: auf der einen Seite gehässige Regungen gegen das Kind, auf der anderen Seite übertriebene mütterliche Fürsorge. Die Motive der ersten Gruppe der gehässigen Regungen sind ähnlich den bei der Schwangerschaftsdepression besprochenen: Bei ledigen Müttern die sozialen Schwierigkeiten, bei verheirateten die Abneigung gegen die durch die Pflege des Kindes hervorgerufene Unfreiheit und Unselbständigkeit, die Furcht vor dem Verluste körperlicher

Reize und vor der Beeinträchtigung des Anwertes bei den Männern, in manchen Fällen die Sorge um eine Erschwerung des Existenzkampfes. Dort, wo die feindseligen Regungen gegen das Kind verdrängt werden, kann sich als Folge des seelischen Konflikts ein Übermaß von Fürsorglichkeit entwickeln, wie es im folgenden geschildert wird, es kann aber auch zu hysterischen Krankheitserscheinungen oder zu Zwangsvorstellungen u. dgl. kommen.

Die zweite Gruppe der Mütter ist durch eine krankhafte Sorge um das Kind und eine übermäßige Geschäftigkeit bei dessen Pflege gekennzeichnet. Eine gewisse Halbbildung moderner Mütter und der größere Seltenheitswert des Kindes mögen bei dieser Einstellung eine Rolle spielen (Zappert). Solche Mütter werden Tag und Nacht von ihrer Unruhe geplagt. Sie fürchten sich, das Kind zu verkühlen, und packen es in große Tücher ein. Sie überfüttern das Kind aus Sorge, daß es zu wenig Milch bekommen könnte, sie fürchten, daß das Kind beim Messen der Temperatur verletzt werden könnte, sie getrauen sich aus Angst, daß das Kind fiebern könnte, nicht die Temperatur abzulesen. Sie studieren Lehrbücher, fürchten alle Krankheiten, laufen von Arzt zu Arzt, vergleichen ihr Kind mit anderen Kindern. Sie schlafen schlecht, schrecken nachts auf, laufen zum Bette des Kindes, glauben, daß das Kind nicht atmet u. dgl. Bisweilen steigert sich die Unruhe und Unsicherheit derart, daß die Mütter sich nichts mehr zu tun getrauen. Daß durch ein solches Verhalten auch das Kind geschädigt wird, versteht sich von selbst.

In der Regel schwinden diese Störungen beim Größerwerden des Kindes. Leichte Störungen lassen sich durch geduldige, verständnisvolle Aufklärung günstig beeinflussen. Von ärztlicher Seite muß dahin gewirkt werden, daß für das Kind das Richtige, aber nicht zu viel getan werde. In schwereren Fällen bedarf es einer psychischen Behandlung.

Unter den eigentlichen Psychosen des Wochenbettes kommen die eklamptischen Psychosen, die sich auch schon in der Gravidität entwickeln können, am frühesten zum Ausbruche. (Meistens setzt die Eklampsie während der Geburt selbst, seltener erst nach der Geburt ein.) Psychosen finden sich bei der Eklampsie in etwa 5 bis 8 Prozent der Fälle, meistens bei Erstgebärenden und häufiger in Fällen mit zahlreichen Anfällen. Sie setzen entweder unmittelbar nach einem eklamptischen Anfall oder nach einem Zwischenraum von 1 bis 6 Tagen ein und treten nur ganz ausnahmsweise vor den Anfällen oder als Äquivalent (Ersatz) an deren Stelle auf.

Die Eklampsie-Psychosen zeigen meistens den Charakter von Delirien und Dämmerzuständen — es besteht hier eine große Übereinstimmung mit den epileptischen Bewußtseinsstörungen — sie können aber auch das Bild der Amentia annehmen. Recht häufig findet sich eine sogenannte retrograde Amnesie: ein Ausfall der Erinnerung an die Erlebnisse vor dem Einsetzen der Psychose, während der Geburt oder auch noch in einem Zeitraume vor der Geburt. In einem Falle meiner Beobachtung, bei dem auch eine amnestische Aphasie (Störung der Wortfindung) bestand, erstreckte sich die Gedächtnisstörung auf mehrere Jahre. Die Eklampsiepsychosen führen nach einer Dauer von Tagen bis Wochen, seltener von Monaten, zur vollständigen Wiederherstellung. Der amnestische Symptomenkomplex (siehe Seite 65) und andere psychische Schwächezustände können aber auch längere Zeit bestehen bleiben.

Während des Wochenbettes, also während der ersten sechs Wochen nach der Geburt, in der Mehrzahl der Fälle bereits in der ersten oder zweiten Woche nach der Geburt, kommen etwa zwei Drittel aller Psychosen der Gestationszeit zum Ausbruche. Körperliche Erschöpfung, Blutverlust, Störungen des Blutkreislaufes, Veränderungen des endokrinen Apparates und des Stoffwechsels spielen bei ihrer Entstehung eine große Rolle. Etwa zwei Drittel der Wochenbettpsychosen gehören den endogenen Psychosen, vor allem der Schizophrenie, zu. Auffallend häufig findet sich die katatone Form dieser Erkrankung, gemischt mit amenten Zügen, was gegenüber der Amentia umso größere differentialdiagnostische Schwierigkeiten bieten kann, als die Amentia gerade im Wochenbette häufig katatone Züge aufweist. Überdies haben diese katatonen Erkrankungen des Wochenbetts, ebenso wie die plötzlich einsetzenden katatonen Erkrankungen in anderen Zeiten, vielfach einen günstigen Ausgang, verlaufen also ähnlich wie die Amentia. Doch kommt es bei der Katatonie im Gegensatze zur Amentia später meistens zu neuen Schüben, die zum typischen Ausgange der Schizophrenie führen.

Auch das manisch-depressive Irresein im Puerperium hat nicht selten eine besondere Note. Die Melancholie scheint häufig einen hypochondrischen Einschlag zu haben, in den Manien findet sich gelegentlich eine leichte Verwirrtheit.

25 bis 30 Prozent aller puerperalen Psychosen sind Infektionspsychosen. Die häufigste unter ihnen ist die Amentia, die in voller Ausprägung nur dann auftritt, wenn sich auch als Folge der Infektion Temperatursteigerungen eingestellt haben. Abgesehen von der Infektion aber scheint beim Auftreten der Amentia auch eine besondere Veranlagung eine Rolle zu spielen.

Die Amentia ist eine Form des sogenannten exogenen Irreseins, eine der von Bonhoeffer zu einer Gruppe zusammengefaßten psychotischen Reaktionsformen, mit welchen die Persönlichkeit auf hirnfremde Schädigungen verschiedenster Art reagiert. Zu diesen exogenen Reaktionsformen zählen neben der Amentia Delirien, organisch bedingte, infektiöse Dämmerzustände — diese Krankheitsbilder können ineinander übergehen und sich vielfach vermischen — Korsakoff-Bilder und manches andere. Als ihr charakteristisches Symptom bezeichnet Ewald eine organische Bewußtseinstrübung, die dann vorliegt, wenn die Kranken trotz offenbar bestem Wollen Auffassungserschwerung, Konzentrationsunfähigkeit, Schwerbesinnlichkeit u. dgl., oder wenn sie in schweren Fällen Desorientiertheit, zunehmende Zusammenhanglosigkeit und Unverständlichkeit im Reden und Handeln, in schwersten Fällen mit Übergang in Sopor und Koma (schwere Bewußtlosigkeit) zeigen. Im allgemeinen tritt bei der Amentia die Bewußtseinstrübung nicht in den Vordergrund, vielmehr ist die Amentia durch eine gewisse Zusammenhanglosigkeit des Bewußtseins, ein „Zerfallen“ des Bewußtseins, eine gedankliche Inkohärenz gekennzeichnet.

Nach einem kurzen Prodomalstadium, in dem eine gewisse Unruhe einsetzt, die Stimmung der Kranken sich im Sinne von heiterer Erregung oder von Ängstlichkeit oder Reizbarkeit ändert und in welchem die Kranken vielfach darüber klagen, daß die Vorgänge in ihrer Umgebung ihnen merkwürdig und rätselhaft vorkommen, setzt ziemlich akut eine gewisse Ratlosigkeit im Wesen der Krankheit ein, die im weiteren Verlaufe höchste Grade erreichen kann. Die Ratlosigkeit ist die Folge einer mangelhaften Erfassung der Außenwelt, die vom Kranken selbst als unzureichend und quälend empfunden wird (Schilder). Der Gedankengang der Kranken lockert sich immer mehr und löst sich immer mehr auf, was sich in einer vollkommenen Zusammenhanglosigkeit des Ideenganges bei vorhandenem Rededrang kundgibt. Doch finden sich auch in dieser gelegentlich in hohem Maße an die schizophrene Sprachverwirrtheit erinnernden Sprachführung vielfach allerhand bedeutsame Kindheitseindrücke. Dieses Verhalten wird zeitweise von einer Periode vollkommenen Verstummens abgelöst. Im weiteren Verlauf werden die Kranken zunehmend verwirrt, zeitlich und örtlich desorientiert und verkennen die Personen ihrer Umgebung. Doch verbleibt dabei den Kranken ein gewisses Bewußtsein dafür, daß an ihrem geistigen Apparate etwas gestört ist. Momentane Einfälle regeln das Verhalten der Kranken, sie springen plötzlich aus dem Bette, laufen ziellos umher. Die Stimmungslage ist außerordentlich wechselnd, bald heiter oder zornmütig, bald ausgesprochen ängstlich. Doch kommt es im allgemeinen nicht zu einer Spaltung zwischen Noopsyche und Thymopsyche, die von Stransky als Grundzug der Schizophrenie herausgehoben wurde, es bleibt vielmehr eine Übereinstimmung zwischen Gedankeninhalt und gemütlichen Regungen bestehen. Allerhand Wahnideen von mehr oder weniger flüchtigem Charakter, oft recht phantastischer Art, Beeinträchtigungs- und Verfolgungsideen, hypochondrische Wahnideen u. dgl., können sich entwickeln. In manchen Fällen treten illusionäre Verfälschungen (Mißdeutungen wirklicher Sinneseindrücke) und echte Sinnestäuschungen (Halluzinationen) vornehmlich auf optischem und akkustischem Gebiete in den Vordergrund und geben dem Zustandsbilde eine mehr delirante Färbung. Eine schwere Bewußtseinstrübung mit starker körperlicher (psychomotorischer) Unruhe ist für diese Form der Amentia charakteristisch.

In anderen Fällen, die gerade im Wochenbette sehr häufig auftreten, finden sich neben der Zusammenhanglosigkeit des Denkens, neben den Sinnestäuschungen, neben der Labilität der Stimmung, neben der Bewegungsunruhe, der Verwirrtheit und Ratlosigkeit ausgeprägte katatone Züge: Längeres Verharren in unbequemen Stellungen, Bewegungsstereotypien; gelegentlich kommt es zu einem Tage oder Wochen dauernden, oft von freien Stunden unterbrochenen Stupor, in welchem die Kranken regungslos daliegen, völlig unzugänglich sind, die Nahrung verweigern, oft jede Annäherung abwehren.

Der Ausgang der Amentia, die sich über Wochen und Monate, auch über ein Jahr hinziehen kann, ist ein guter. Oft bleibt nach dem Abklingen der schweren Erscheinungen für einige Zeit ein psychischer Schwächezustand, ein sogenannter hyperästhetisch-emotioneller Schwächezustand bestehen, der subjektiv durch Klagen über schlechtes Allgemeinbefinden, über Schwächegefühl und Mattigkeit, über Schlafstörung und beunruhigende Träume, über Neigung zu hypnagogen Halluzinationen (Sinnestäuschungen im Halbschlafe, die auch beim Gesunden vorkommen), durch Klagen über Kopfschmerzen und Mißempfindungen in den Gliedern, objektiv durch eine Überempfindlichkeit gegen Licht und Geräusch, durch eine leichte Herabsetzung der geistigen Funktionen, durch leichte Merkfähigkeitsstörung und Konzentrationserschwerung und durch Anomalien der Stimmungslage gekennzeichnet ist. Oft finden sich Andeutungen eines amnestischen Symptomenkomplexes. In manchen Fällen klingen die psychotischen Erscheinungen ohne Ausbildung eines Schwächezustandes rasch ab, das Bewußtsein hellt sich auf, die Kranken zeigen nach ihrer Genesung gute Einsicht für den abgelaufenen krankhaften Zustand.

Die Differentialdiagnose der Amentia gegenüber der katatonen Form der Schizophrenie kann große Schwierigkeiten machen. Seltener sind solche Schwierigkeiten bei der Unterscheidung von der sogenannten verworrenen Manie.

Laktation.

Während der Laktation macht sich bei Frauen nicht selten eine erhöhte Erregbarkeit, eine Neigung zu Stimmungswechsel und gelegentlich zu depressiv-hypochondrischen Verstimmungen geltend, die bei längerer Dauer des Stillprozesses nicht selten an Intensität zunehmen und auch in schwere psychogene Erkrankungen, beispielsweise in schwere Depressionszustände übergehen können.

Bekannt ist, daß die Sekretion der Milchdrüsen von psychischen Momenten in beträchtlichem Maße abhängt. Dabei sind insbesondere unbewußte, mit dem Sexualleben zusammenhängende Motive wirksam. Das ist die Folge der großen erogenen Bedeutung, die der Brust auch bei der gesunden Frau zukommt. Das Stillen wird dadurch für viele Mütter zu einem ausgesprochen lustvollen Vorgang, zum sexuellen Genießen und bietet mitunter geradezu einen Ersatz für den Geschlechtsverkehr, den manche Frauen während der Stillperiode nicht wünschen. Es kann aber infolge einer Überbetonung der Sexuallust zu deren Verdrängung kommen, die sich in starker Unlust und in Angstzuständen vor dem jedesmaligen Anlegen des Säuglings äußern, die aber auch auf die Nährfunktion übergreifen und so zu einer Störung der Sekretion der Brustdrüsen führen kann. Gewöhnlich äußert sich diese Störung im Versagen der Funktion. Ausnahmsweise kann sie eine sehr merkwürdige Form annehmen: es kann zu einem Ausfließen der Milch aus der gut funktionierenden Mamma im Zwischenraume zwischen den Mahlzeiten des Kindes kommen, so daß zur Zeit der Stillung keine Milch mehr vorhanden ist.

Als psychogene Reaktion auf Vorstellungen, die mit dem Sexualleben zusammenhängen, entwickelt sich in dieser Zeit mitunter ein vorübergehender „Laktationseifersuchtswahn", indem sich auf dem Boden der erregbaren Stimmung, oft bei Frauen, die schon früher zu eifersüchtigen Regungen geneigt haben, wahnhafte Eifersuchtsideen bilden. Vielfach treten diese krankhaften Vorstellungen dann auf, wenn nach längerer Abstinenz das Interesse der Frau am Geschlechtsverkehre wieder in stärkerem Maße erwacht und allerhand Gedanken darüber rege werden, ob nicht der Mann in der Zwischenzeit andere Wege gewandelt sein mag. Doch kann es zur Ausbildung eines Eifersuchtswahns schon in der zweiten Woche nach der Geburt, also im Wochenbette kommen, und es ist nicht von der Hand zu weisen, daß bei seiner Entstehung neben psychologischen Momenten auch körperliche Vorgänge eine Rolle spielen. Es scheint, daß wiederholte Schwangerschaften und schwere Geburten den Ausbruch eines Eifersuchtswahns besonders unterstützen. (Nebenbei sei hier darauf hingewiesen, daß auch andere Generationsvorgänge — Menstruation, Klimakterium — die Entstehung von Eifersuchtswahnvorstellungen begünstigen.) Die Diagnose des Eifersuchtswahns hängt nicht davon ab, ob reale Gründe für Eifersucht vorliegen. Eifersucht kann unberechtigt sein, ohne deshalb krankhaft sein zu müssen, sie kann andererseits wahnhaft sein, auch wenn eine wirkliche Untreue des Ehepartners vorliegt. Die Kriterien der wahnhaften Eifersucht liegen in der kombinatorischen Beweisführung, in der Art, wie harmlose Vorkommnisse übertrieben gewertet und falsch gedeutet, verdächtige Geräusche, zufällige Blicke u. dgl., zu den weitestgehenden Schlüssen verarbeitet werden, und in dem Auftreten von illusionären Wahrnehmungsverfälschungen oder von Halluzinationen.

Echte Psychosen finden sich während der Laktation in etwa 20 Prozent aller Fälle von Psychosen der Gestationsperiode. Der pathogenetische Zusammenhang dieser Psychosen mit dem Stillprozeß ist nicht klar, da nach Ablauf von 6 Wochen nach der Geburt, innerhalb welcher Zeit man von Puerperalpsychosen spricht, die schädlichen Einflüsse der Geburt und ihrer Folgen zumeist schon geschwunden sind. Immerhin mögen auch in diesem Zeitraum gelegentlich noch postinfektiöse Psychosen zum Ausbruch gelangen, die mit dem Wochenbette in Verbindung stehen, und es kann sich einmal eine infektiöse Psychose an eine fieberhafte Mastitis anschließen. Doch scheint die Tatsache, daß nach dem Abschluß des Wochenbetts bis zum Ende des 3. Monats nach der Geburt Psychosen häufiger auftreten als in einem späteren Zeitpunkte der Laktation, für die Annahme zu sprechen, daß während dieses Zeitraums somatische Umwälzungen noch eine gewisse psychoseauslösende Rolle spielen. Auch spricht die Tatsache, daß Laktationspsychosen besonders häufig bei jüngeren Mehrgebärenden auftreten, für einen inneren Zusammenhang im Sinne einer ätiologischen Bedeutung einer allzu schnellen Folge von Schwangerschaften bei jungen Frauen.

Die Symptomatologie der während der Stillperiode auftretenden endogenen Psychosen, der Schizophrenie und des manisch-depressiven Irreseins, bietet nichts Besonderes, doch scheinen diese Psychosen mitunter einen besonders protrahierten Verlauf zu zeigen. Bisweilen kann es während der Stillperiode beim Wiederauftreten der Menses zum Ausbruche menstrueller Psychosen kommen, die natürlich mit der Laktation selbst nicht in Verbindung stehen.

VI. Neurosen und Psychosen der Wechseljahre.

Die Lebensperiode, in welcher die Keimdrüsentätigkeit erlischt, bildet, ebenso wie die Periode des Einsetzens der Geschlechtsfunktion, die Pubertät, eine sehr bedeutsame Zeit im Seelenleben der Frau. Schon im Bereiche der Norm zeigen sich in diesem Lebensalter vielfach seelische Anomalien; bei labilen Persönlichkeiten kommt es umso leichter zu schwereren Störungen des Gemütslebens teils unter dem Bilde von Neurosen, teils von Psychosen, wobei die Übergänge zwischen diesen beiden Krankheitsgruppen vielfach fließend sind.

Über die Entstehung der in den Wechseljahren so häufig auftretenden körperlichen Beschwerden, wie Blutwallungen, Schweißausbrüche, Kopfschmerzen, Herzklopfen, Schlafstörung u. dgl., auf deren Schilderung ich hier nicht näher eingehe, da sie im Buche von Novak genau besprochen worden sind, herrschen recht gegensätzliche Anschauungen. Während manche Autoren glauben, daß sie durch das Versiegen der Ovarialfunktion oder zugleich auch durch Änderungen der mit ihr in inniger Verbindung stehenden inkretorischen Drüsen hervorgerufen werden — wie manche Autoren meinen, auf dem Wege einer Erhöhung des Sympathicustonus — vertreten andere Forscher mehr oder weniger radikal die Meinung, daß die erwähnten körperlichen Beschwerden nicht innersekretorische Ausfallserscheinungen darstellen, daß sie vielmehr ausschließlich psychisch bedingt, also der Ausdruck einer Psychoneurose sind.

Die gleichen gegensätzlichen Auffassungen — innersekretorische oder psychische Genese — bestehen auch für die mit den körperlichen Erscheinungen verknüpften verschiedenartigen Anomalien im Seelischen: Änderungen der Stimmungslage, erhöhte Reizbarkeit, Überempfindlichkeit und Unverträglichkeit, oft mit Bosheit und Zanksucht gepaart u. dgl. mehr.

Daß gerade im Klimakterium beide Faktoren, der körperliche und der seelische, eine Rolle spielen, unterliegt nach unserer Meinung keinem Zweifel und es ist gerade in dieser Lebensperiode wegen der innigen Wechselbeziehung zwischen Psychischem und Physischem oft nicht leicht zu entscheiden, ob ein Symptom (mehr) psychisch oder (mehr) organisch ist. So mag es im Klimakterium oft nicht leicht sein, festzustellen, ob Störungen von seiten des Herzgefäßsystems — beispielsweise anginöse Beschwerden — funktionell, d. h. aus dem Psychischen ins Organische konvertiert sind, oder ob sie endokriner Natur oder organisch bedingt sind. (In der Literatur wurde gelegentlich — offenbar zu Unrecht — die Anschauung vertreten, daß die klimakterischen Beschwerden von seiten des Herzgefäßsystems in der überwiegenden Mehrzahl der Fälle auf beginnende Arteriosklerose zurückzuführen seien.) So mag es im einzelnen Falle sehr schwierig sein zu entscheiden, ob Schwindelerscheinungen vasomotorischen Ursprungs zu allerhand psychischen Symptomen geführt, oder ob die Unentschlossenheit und Unsicherheit dieser Lebensperiode die

Schwindelanfälle verursacht haben, ob thyreotoxische Erscheinungen durch eine Angstneurose mobilisiert wurden oder ob die neurotischen Symptome Folgen der Thyreotoxikose sind, ob Schmerzen in einem Organe durch Veränderungen in ihm bedingt sind oder ob sie die Reaktion auf den Verlust einer so wichtigen Sphäre der Persönlichkeit darstellen, wie sie das Klimakterium mit sich bringt.

Für die Annahme, daß bei den klimakterischen Beschwerden der Psychogenese eine große Rolle zukommt, läßt sich manches anführen. Eine nicht unbeträchtliche Anzahl von Frauen zeigt in den Wechseljahren keinerlei krankhafte Erscheinungen. (Mitunter verlieren sogar nervöse Frauen im Klimakterium ihre Beschwerden und manche blühen nach dem Wechsel geradezu auf.) Jene Frauen, die in dieser Lebensperiode in erheblichem Maße leiden, haben meistens schon früher, oft von Jugend an, bald vorübergehend, bald dauernd nervöse Störungen dargeboten und bei vielen von ihnen läßt sich nachweisen, daß sie unter dem autosuggestiven Einflusse der Furcht vor dem kritischen Alter stehen. Bei Naturvölkern sind die klimakterischen Beschwerden im allgemeinen geringer, bei Kulturvölkern umso größer, je stärker die psychopathische Veranlagung der Individuen ist. Frauen, die schon vor Jahren ihre Menses verloren haben oder die auf der Höhe ihres Geschlechtslebens kastriert wurden, ohne nennenswerte Störungen darzubieten, erkranken mitunter in jenem Alter, das den Wechseljahren entspricht, unter dem Bilde einer klimakterischen Neurose. Auch gibt es zu denken, daß ich bei mehreren hundert Frauen, die sich wegen organischer Nervenleiden (multipler Sklerose, Tabes, Gehirnarteriosklerose u. dgl.) auf meiner Abteilung im Wiener Versorgungskrankenhause befanden, nur ganz ausnahmsweise klimakterische Beschwerden feststellen konnte. Da man kaum annehmen kann, daß bei allen diesen Frauen die organische Erkrankung das Endokrinium so beeinflußt hat, daß dadurch das Auftreten klimakterischer Beschwerden verhindert wurde, muß man vermuten, daß das seit Jahren bestehende körperliche Siechtum die psychologischen Momente, die sich an den drohenden Verlust der Genitalität knüpfen, beseitigt und dadurch zum Fehlen der typischen Klagen beigetragen hat.

Daß die Psychotherapie dieser klimakterischen Beschwerden oft ausgezeichnete Erfolge aufweist, ist vielleicht weniger als Hinweis auf die Psychogenese der Beschwerden zu werten, da wir wissen, daß auch sicher organische Erkrankungen einer psychischen Beeinflussung vielfach nicht unzugänglich sind. Doch ist es mindestens praktisch sehr wichtig, daß in der Mehrzahl der Fälle eine zweckmäßige psychische Behandlung dieser Zustände besser wirkt als die verschiedenartigen medikamentösen Behandlungen — die Behandlung mit Ovarialpräparaten mit eingeschlossen —, die gerade durch ihre große Mannigfaltigkeit den verhältnismäßig geringen Wert dieser Therapie aufzeigen.

Verschiedene Formen der klimakterischen Neurosen.

Bei der Würdigung der nervösen Erscheinungen des Klimakteriums muß man sich vor Augen halten, daß zwar das Gesamtbild dieser Erscheinungen — namentlich gilt das für die körperlichen Beschwerden — in ihrer Gruppierung bis zu einem gewissen Grade für die Wechseljahre typisch ist, daß aber die einzelnen Symptome keineswegs charakteristisch sind und daß unter Umständen auch äußerst ähnliche Zustandsbilder bei jugendlichen Personen beider Geschlechter zu beobachten sind. Es ließ sich sogar feststellen, daß nervöse Persönlichkeiten dazu neigen, im Klimakterium mit gleichartigen nervösen Zustandsbildern zu reagieren wie in anderen Lebensperioden einer gesteigerten seelischen Inanspruchnahme.

Das ist verständlich, wenn man sich im Sinne unserer allgemeinen Ausführungen vor Augen hält, daß die Neurose mit all ihren mannigfachen körperlichen und seelischen Beschwerden nichts anderes darstellt als die Form, in der ein Individuum von bestimmter psychischer Konstruktion — dem Resultate der Veranlagung und der seelischen Erlebnisse, unter denen den Erlebnissen der frühen Kindheit eine besondere Bedeutung zukommt — auf die Schwierigkeiten des Lebens reagiert, mögen diese Schwierigkeiten lange Zeit hindurch schleichend fortwirken, oder — das gilt bis zu einem gewissen Grade für das Klimakterium — einer besonderen Konstellation der Umstände und einem aktuellen Konflikte entstammen.

Diese mannigfachen Beschwerden können sich nun in mehr oder weniger typischer Weise miteinander verkoppeln, wodurch die Möglichkeit gegeben ist, gewisse Typen von Neurosen zu umschreiben, die wiederum mit der biopsychischen Konstitution der Persönlichkeit zusammenhängen. Doch muß man sich darüber klar sein, daß diese Typen keineswegs wirkliche, abgrenzbare Krankheitseinheiten darstellen, daß sie vielmehr durch fließende Übergänge miteinander in Verbindung stehen — ähnlich wie sich beispielsweise beim Gesunden gewisse Typen des Temperaments, gewisse charakterologische Typen abgrenzen lassen, die gleichfalls untereinander alle Übergänge aufweisen — und die einander auch vielfach durchschneiden und durchkreuzen, und daß andererseits jeder einzelne Fall etwas Besonderes darstellt, das sich in einen solchen Typus nur mit einer gewissen Vernachlässigung von Einzelheiten einreihen läßt. So bilden denn die Neurosen des Klimakteriums keineswegs eine selbständige Krankheit, sie stellen vielmehr einen Komplex verschiedenartiger Symptome dar, die in der mannigfachsten Weise gruppiert sein können, die aber mitunter einen gewissen Typus deutlich hervortreten lassen.

Neurotische Beschwerden im Klimakterium finden sich zumeist bei Persönlichkeiten, die schon seit jeher durch ihre Überempfindlichkeit und seelische Labilität aufgefallen sind und die vielfach schon in der Jugend nervöse Erscheinungen dargeboten haben; und nicht selten gewahrt man, daß diese Erscheinungen schon vor dem Einsetzen der Wechseljahre eine Steigerung erfahren, daß sich schon von der Mitte der Dreißigerjahre an (im Zusammenhang mit der zunehmenden Sorge ob des Schwindens der Jugend) eine Zunahme der Beschwerden geltend macht, die sich dann allmählich zum vollen Bilde der klimakterischen Neurose mit ihren körperlich oft sehr gleichartigen, psychisch aber recht mannigfaltigen Erscheinungsformen entwickeln.

So sieht man in den Wechseljahren Zustandsbilder, die durch leichte Ermüdbarkeit und eine in ihrem Grundtone ärgerlich-gereizte, dabei labile Stimmungslage der Kranken gekennzeichnet sind. Die Kranken empfinden eine innere Unruhe, die sich manchmal auch in motorischer Unruhe kundgibt, sie sind überempfindlich und halten dadurch ihre Umgebung oft ständig in Atem, sie sind leicht erregbar, unbeherrscht, explodieren aus geringfügigem Anlasse. Der Schlaf ist gestört, vielfach von ängstlichen Träumen mit Alpdrücken begleitet und gelegentlich durch ängstliches Erwachen unterbrochen. Auch

Klagen über Vergeßlichkeit und Zerstreutheit gesellen sich nicht selten zu diesen Störungen.

Oft erhält das Bild eine ausgesprochen hypochondrische Färbung. Diese ist bisweilen so sehr im Vordergrund, daß man die Hypochondrie als eine besondere Form von Neurose beschrieben hat. Solche Kranke beobachten ihre mannigfachen körperlichen Beschwerden in besonderer Weise und fühlen sie besonders stark. Sie haben allerhand ängstliche Befürchtungen, fürchten schwere Krankheiten, Herzschwäche, die Entwicklung eines Krebses, einen drohenden Schlaganfall, den nahenden Tod. Besonders häufig, wie auch bei Nervösen jeden Alters, ist die Furcht vor dem Verrücktwerden. Das hypochondrische Organ zieht ein Übermaß von Aufmerksamkeit an sich. Der Kranke schenkt ihm ähnliche Beachtung wie dem normalen Genitale (Freud), von welchem allerhand Reize, mitunter von lästigem Charakter, ausgehen, und schildert seine Beschwerden häufig mit Worten, denen eine deutliche sexuelle Symbolbedeutung zukommt (Ferenczi).

Bei anderen Kranken macht sich ein ausgesprochener paranoider Einschlag geltend. Sie schieben ihrer Umgebung die Schuld an allen möglichen Dingen zu, insbesondere an den Verschlimmerungen ihrer Krankheit, lassen es oft an entsprechenden Ausfällen nicht fehlen, die sich gelegentlich bis zu tätlichen Aggressionen steigern.

Eine häufige Form der klimakterischen Neurose ist die im Gegensatze zur endogenen psychopathische oder psychogene Depression. Die Kranken sind in gedrückter, trauriger Stimmung, kleinmütig, klagen über mangelnden Lebensmut und über Mangel an Initiative, über eine Abnahme ihrer Energie, über das Zurücktreten ihres Interesses für Zerstreuungen, aber auch für wichtige Beziehungen des Lebens; sie klagen über eine Abnahme ihrer Arbeitsfähigkeit, über eine Abnahme ihres Gedächtnisses, sie neigen zu pessimistischen Grübeleien. Damit verbinden sich meistens eine psychische Unruhe und allerhand Angstgefühle, während eine objektive Hemmung nicht nachweisbar ist. Auch bei diesen Zuständen finden sich häufig eine starke Übererregbarkeit und allerhand hypochondrische Vorstellungen. Neben den sonstigen körperlichen Beschwerden des Klimakteriums finden sich besonders häufig Kopfschmerzen von verschiedenster Art, wie Kopfdruck, Reifengefühl, neuralgiforme Schmerzen u. dgl., und von verschiedener Lokalisation.

Gelegentlich wird auch bei diesen Depressionen ein paranoider Einschlag beobachtet, welcher sich gewöhnlich in die prämorbide Persönlichkeit (Dauerzustand der Persönlichkeit vor der Erkrankung) zurückverfolgen läßt und welcher im Zusammenhalte mit einer oft stark in den Vordergrund tretenden Reizbarkeit auf die „schizoide“ Natur dieser Depressionen hinweist. Wexberg hat kürzlich als die einigermaßen charakteristischen, wenn auch durchaus nicht ausnahmslos feststellbaren Züge der klimakterischen Depression das starke Hervortreten der Angst, das Auftreten von sexuellen Erregungszuständen, die oft von somatischen Reizerscheinungen, wie Pruritus vulvae, Hitzegefühl in den Genitalien usw., begleitet sind, und von hypochondrischen Erscheinungen hervorgehoben.

Krankhafte Triebe, wie Stehlsucht (Kleptomanie), Brandstiftungstrieb (Pyromanie) u. dgl., kommen im Klimakterium nur äußerst selten zur Entwicklung. Auch das erstmalige Auftreten von Zwangsvorstellungen und Phobien ist in diesem Alter nicht gerade häufig.

Bei manchen klimakterischen Frauen sind ausgesprochene neurotische Erscheinungen der geschilderten Art nur in geringem Maße vorhanden, während allerhand Anomalien des Charakters in den Vordergrund treten. In diesem Lebensalter werden manche Frauen unverträglich und zänkisch, nehmen der Umgebung alles übel, legen oft eine gewisse Bosheit und Schadenfreude an den Tag, kurz sie entwickeln jene Charaktereigenschaften, die dem berüchtigten Typus der Schwiegermutter entsprechen. Ein Autor führt den schlechten Ruf der Schwiegermutter darauf zurück, daß sich die Frauen zur Zeit der Verheiratung ihrer Töchter gewöhnlich in den Wechseljahren befinden, in denen allerhand unangenehme Charaktereigenschaften in den Vordergrund treten. Manche Frauen werden besonders prätentiös, heischen von ihrer Umgebung immerzu Mitleid für ihre Beschwerden und halten sie so ständig in Schach.

Gelegentlich tritt in diesem Lebensalter ein ausgesprochener Hang zur Mystik auf, auch bei solchen Frauen, die früher ganz im realen Leben aufgegangen sind, bei anderen macht sich eine bis dahin nicht gekannte Neigung zur Beschäftigung mit Künsten, mit philosophischen Problemen, mit allerhand Gegenständen höherer Bildung geltend. Manche Frauen werden — als Überkompensation gegen verstärkte Triebregungen — übermäßig prüde. Eifersüchtige Regungen verstärken sich in diesem Lebensalter oder treten erst in ihm deutlich zu Tage. Die psychologischen Wurzeln dieser Erscheinung, die mit unseren kulturellen Verhältnissen in näherem Zusammenhange steht, liegen hier besonders klar zu Tage, und unter Umständen ist der Komplex der Eifersucht ein wesentlicher Motor der ganzen neurotischen Erscheinungen.

Die Sexualität im Klimakterium.

Der Sexualtrieb verhält sich in diesem Lebensalter sehr verschieden. Das erklärt sich aus der großen Bedeutung, die seinem psychischen Überbau zukommt. Die Annahme, daß sich eine Veränderung der endokrinen Tätigkeit ohne weiteres im gleichen Sinne in der sexuellen Triebhaftigkeit widerspiegeln müsse, wäre irrig. Der Sexualtrieb läßt sich beim Menschen nicht isoliert betrachten, vielmehr formt sich die Sexualität des Menschen aus dem innigen Gemische von seelischer und organischer Triebhaftigkeit, aus einer Verknüpfung psychischer und physischer Elemente, die einander mannigfach durchdringen und ständig aufeinander wirken und die in ihrer resultierenden Tendenz das sexuell Triebhafte des Menschen ausmachen.

Infolge der überwiegenden Rolle, die die psychischen Faktoren zumal bei der Frau spielen, bei welcher der Geschlechtstrieb im allgemeinen weniger keimdrüsengebunden zu sein scheint als beim Manne, braucht eine Änderung der hormonalen Verhältnisse die Gesamtheit der sexuellen Strebungen und sexuellen Inhalte nicht nennenswert zu ändern. Wohl kommt es unter normalen Verhältnissen sehr allmählich zu einer gewissen Verminderung des geschlechtlichen Verlangens, ohne daß aber die erotische Ansprechbarkeit und die Fähigkeit zum Orgasmus im sexuellen Verkehre schwinden müssen. Recht häufig aber bringt es die Mannigfaltigkeit der Einstellungsmöglichkeiten auf diesem Gebiete mit sich, daß infolge von psychischen Einwirkungen, die an die Kenntnis der Änderung der hormonalen Verhältnisse anknüpfen, möglicherweise auch durch einen „Einbruch des veränderten Organs ins Psychische“ (Niveauverschiebung von Schilder), nunmehr andere psychosexuelle Inhalte oder Tendenzen in den Vordergrund treten, wie sie zum Teil schon früher erwähnt wurden. Nur selten nimmt in dieser Lebensperiode die Stärke des Sexualtriebes rasch in hohem Maße ab. Doch ist das in solchen Fällen weit weniger durch die Abnahme der Geschlechtshormone als durch die Vorstellung vom Schwinden der Geschlechtsfunktion bedingt.

Weitaus häufiger findet sich in diesem Lebensalter eine Steigerung des Sexualtriebes, die vielleicht teilweise auf eine vorübergehende Steigerung der Eierstockfunktion zurückzuführen ist, die aber aller Wahrscheinlichkeit nach hauptsächlich psychogener Natur ist: Die Vorstellung, daß es nun mit dem Geschlechtsleben zu Ende geht, mitunter auch die Sorge darüber, daß die vergangene Zeit schlecht ausgenützt wurde, rufen ein besonderes Verlangen nach dem Geschlechtsgenusse hervor. (In manchen Fällen mag vielleicht auch der Wegfall der Furcht vor Schwängerung die Hemmungen herabsetzen.) Das schon normalerweise vorhandene, bisher vielleicht unterdrückte Bedürfnis nach Abwechslung wird in erhöhtem Maße rege, führt gelegentlich zu einer Entfremdung gegenüber dem Lebensgefährten. Besonders stark wird der Sexualtrieb bisweilen bei unverheirateten Frauen, die dann gelegentlich unüberlegte Ehen schließen oder nicht ungefährliche sexuelle Beziehungen eingehen. Auch die Sehnsucht nach dem Kinde, zumal wenn sie bisher verdrängt war, macht sich nun in verstärkter Weise geltend und dient mit zur Steigerung sexueller Triebregungen. Auch bisher frigide Frauen zeigen in den Wechseljahren mitunter eine starke sexuelle Erregung. So wird von einer sonst kühlen Frau berichtet, die im Klimakterium durch den Anblick der Ledergamaschen von Offizieren sexuell stark erregt wurde. Auch deutliche oder mehr verhüllte sexuelle Träume sind in diesem Alter recht häufig und es kommen auch allerhand Tagträumereien von Liebesbeziehungen vor, die sich gelegentlich so weit steigern können, daß Briefe an eingebildete Liebhaber geschrieben werden. Auch die Masturbation bildet im Klimakterium keine Seltenheit und wird mitunter in exzessiver Weise betrieben.

Daß ältere Frauen in besonderem Maße dazu neigen, Beziehungen, sei es grob sexueller, sei es platonischer Art, mit Jünglingen anzuknüpfen, ist bekannt. Neben dem Gefühle der eigenen Schwäche, das sich die Eroberung eines vollreifen Mannes nicht zutraut, kommt wohl bei dieser Vorliebe dem Wunsche, den jungen Mann zu bemuttern und die Liebeseinstellung zum eigenen Sohne auf ein ihm im Alter nahestehendes fremdes Objekt zu übertragen, Bedeutung zu. Auch das Mißtrauen gegenüber dem Manne, das dem unerfahrenen Knaben gegenüber fehlt, mag manche ältere Frau zur Jugend hinziehen, mitunter wohl auch der Wunsch, sich in ihre eigene Jugend zurückzuversetzen.

Manche Frauen beginnen in den Wechseljahren ihre erotischen Neigungen anderen Objekten zuzuwenden, nicht dem Manne. So kann es zu schwärmerischen Beziehungen zu Mädchen und Frauen kommen, ganz wie in der Pubertät. Zärtlichkeiten gegen Tiere, auch ausgesprochen sexuelle Handlungen mit Tieren, sind bei der alternden Frau hinlänglich bekannt. Andere Frauen sublimieren in diesen Jahren ihre Triebregungen; sie werden aufopfernde Schwestern und Tanten; wenden sich den verschiedensten Gebieten der Fürsorge zu.

* * *

Einige kurze Beispiele mögen das Bild der klimakterischen Neurose illustrieren.

45jährige Patientin, deren Menses seit kurzer Zeit unregelmäßig sind; schon seit mehreren Jahren leicht erregbar, zu Tränen geneigt. Jetzt deprimiert, ängstlich, unruhig (als ob ihr ein Unglück bevorstünde). Die Kranke klagt darüber, daß sie unruhig im Zimmer umhergehen müsse, nicht lesen könne, ohne Grund viel weine, sich nicht traue auf die Straße zu gehen. Sie sei vergeßlich, zerstreut, leicht erregbar, habe Herzklopfen, Schwindel, Ohnmachtsanwandlungen, Kopfschmerzen, Zittern, Parästhesien in den Händen und Füßen, eine Störung des Schlafs und Appetits. Sie ist zur Zeit der (unregelmäßigen) Menses besonders aufgeregt und weinerlich verstimmt.

49jährige Lehrerin, vor 9 Jahren nach 15jähriger Ehe geschieden. Schon als Kind nervös, Zuckungen in den Armen und mit dem Kopfe. Immer sehr pedantisch, zweifelsüchtig. 1911 und 1918 stärkere nervöse Beschwerden. Jetzt Klagen über Kopfschmerzen, über ein Gefühl, wie wenn das Gehirn heraus möchte, über Kongestionen, bei denen sie das Fenster schnell aufreißen müsse, über Schlafstörung. Beim Sprechen sage sie manchmal statt des gewünschten Wortes ein anderes, fange dann zu zittern an, zähle die gesprochenen Silben; sie sei vergeßlich, zerstreut. Klagt über Zuckungen im ganzen Körper. Objektiv: Leichter Tic im Gesichte, geringes Zittern, etwas labiler Puls. Die Kranke klagt darüber, daß sie eigentlich schon so alt werde; sie kränke sich, daß sie vom Leben nie etwas gehabt habe. „Bald ist für die Frau das ganze Leben vorbei.“ (Charakteristische Äußerung, die den psychogenetischen Anteil der Neurose kennzeichnet.)

42jährige Lehrerin. Mit 21 Jahren nach der Prüfung starke nervöse Beschwerden, seit jeher ängstlich bei Inspektionen. Seit kurzer Zeit unregelmäßige Menses. Schon früher setzten, nachdem ihr ein Zahnarzt gesagt hatte, daß alle ihre Zähne heraus müßten, nervöse Beschwerden ein, wie Ermüdbarkeit, Konzentrationsunfähigkeit, Herzklopfen, Angstzustände in der Straßenbahn, Angst, auf der Straße ohnmächtig zu werden. (Interessant ist in diesem Fall das Einsetzen der Neurose nach der Bemerkung des Zahnarztes. Vielleicht ist auch die Unregelmäßigkeit der Menses psychisch — durch diese Äußerung — bedingt.)

47jährige Kranke. Schon seit Jahren einen Tag vor den Menses Kopfschmerzen. Seit einigen Monaten unregelmäßige Menses, während der Menses Schwindelzustände. Juni 1927 plötzliches Auftreten von Sprachverlust, dabei starke Röte im Gesichte. Klagen über Kopfschmerzen, Kongestionen, Schwindelanfälle, die sich auf der Straße gelegentlich so steigern, daß sie in einem Geschäfte Hilfe suchen muß. Depressiv, weinerlich verstimmt. Sehr gewissenhafte und pflichteifrige Persönlichkeit von geringem Selbstvertrauen. Ängstliche Träume, in denen eifersüchtige Regungen gegen ihren Mann deutlich hervortreten. Patientin bestreitet anfangs ihre eifersüchtige Einstellung, rückt aber schließlich mit einem sehr lebhaften Eifersuchtskomplex heraus. Besserung des Leidens nach gründlicher Aussprache.

48jährige Kranke. Seit der Kindheit etwas nervös, leicht erregbar, empfindlich. Bei psychischen Anlässen Erbrechen. Wiederholt ausgesprochen neurotische Zustände, insbesondere im Anschlusse an den Tod ihrer Mutter. In der letzten Zeit mannigfache klimakterische Beschwerden, die sie selbst mit der seelischen Entfremdung gegenüber dem Gatten und dem Aufhören des sexuellen Verkehrs in Zusammenhang bringt.

* * *

Beziehungen zwischen dem Auftreten von Neurosen des Klimakteriums und gewissen Konstitutionstypen, die man sich herzustellen bemüht hat, sind noch nicht ganz gesichert. Wohl scheinen Neurosen unter den vollreifen, pyknischen Frauen verhältnismäßig selten zu sein, an vielen von ihnen geht das Klimakterium fast spurlos vorüber; dagegen scheinen die asthenischen oder astheno-ptotischen Typen und die intersexuellen Typen, jene mageren, grobknochigen, viril aussehenden Frauen, die auch im früheren Lebensalter häufiger neurotische Erscheinungen aufweisen, in höherem Maße zu den klimakterischen Neurosen zu neigen. Interessant sind die Beobachtungen von Wiesel, welcher nachzuweisen suchte, daß der Ablauf der körperlichen Störungen des Klimakteriums beim einzelnen Individuum eine Neuauflage pubertärer Störungen darstellt. Ähnliche Gedankengänge hat Helene Deutsch in bezug auf die Psychogenese der klimakterischen Neurosen ausgesprochen.

Zweifellos spielt unter den psychischen Ursachen die Furcht vor dem Schwinden der Jugend, die Furcht vor den Unannehmlichkeiten und Gebrechen des Alters, die von manchen Kranken ausdrücklich anerkannt wird, eine große Rolle. Die Frau, die im allgemeinen ungleich mehr als der Mann ihren

Lebensinhalt in den Beziehungen zwischen den Geschlechtern, in ihrer Geschlechts- und Mutterrolle erblickt, gerät, wenn sie vom Manne nicht mehr begehrt wird oder auch nur befürchtet, nicht mehr begehrt zu werden, in einen starken seelischen Konflikt. Sie empfindet die drohende Abnahme der Sexualfunktion, die durch die Idee genährt wird, daß mit dem Erlöschen der Menstruation das gesamte Geschlechtsleben erlösche, als eine Verminderung ihres Persönlichkeitswertes, sie fühlt sich gegenüber ihren in der Vollblüte der Sexualität stehenden Geschlechtsgenossinnen herabgesetzt. (Die Anschauung von Vaerting, daß die psychischen Geschlechtsunterschiede ausschließlich aus der derzeitig herrschenden Gesellschaftsordnung, der Androkratie, abzuleiten sind, schießt wohl über das Ziel, wenn auch seine Gedankengänge etwas Richtiges enthalten.) Die Frau macht sich allerhand Gedanken darüber, daß sie ihre Bedeutung als Sexualwesen verliert, sie fürchtet in ihrem Werte als Gattin Einbuße zu erleiden. Dazu kommen dann nicht selten eifersüchtige Regungen, die die gemütliche Spannung erhöhen. Unverheiratete Frauen bedauern es, daß sie ihre Zeit nicht entsprechend ausgenützt, daß sie ihr Leben nutzlos vertan haben, sie leiden unter der nicht erfüllten Sehnsucht nach dem Kinde.

Nervöse Störungen bilden in dieser seelischen Situation ein willkommenes Mittel, um die Beachtung der Umgebung zu erzielen, Mitleid zu erregen, das Interesse der Mitmenschen wachzurufen. Gefördert wird diese Einstellung durch den Umstand, daß dank der weitverbreiteten Kenntnis von den Beschwerden der Wechseljahre der Boden für autosuggestive Wirkungen wohl vorbereitet ist. Die Frauen haben von den Qualen der Umwandlung in diesem Lebensalter gehört und sind darauf eingestellt, auf das seelische Erlebnis des Klimakteriums in einer durch bestimmte Vorstellungen gebahnten Weise zu reagieren. Sie befinden sich in einem Zustande gespannter Erwartung, beobachten sich ängstlich, sehen alle ihre Beschwerden durch ein Vergrößerungsglas und sind geneigt, allerhand geringe Mißempfindungen durch aufmerksame Beobachtung dieser Störungen zu steigern. Auch die namentlich in den sogenannten intellektuellen Kreisen verbreitete Meinung, daß durch das Aufhören der Menstruation toxische Stoffe im Körper zurückgehalten werden, die zu allerhand Krankheiten führen können, ist manchmal nicht ohne Bedeutung.

Die große Rolle, welche psychische Einflüsse bei der Entwicklung der klimakterischen Neurosen spielen, kann man daraus erkennen, daß Frauen, die in günstigen Familienverhältnissen leben, die einen verständnisvollen, liebevollen Mann haben oder die mit Befriedigung und Interesse einem Berufe nachgehen, das Klimakterium meistens ohne nennenswerte Beschwerden durchmachen.

Nach psychoanalytischer Auffassung vollzieht sich im Klimakterium eine rückläufige Entwicklung, die das Gegenbild der Pubertätsentwicklung darstellt. Ähnlich der Vorpubertät, die den eigentlichen Pubertätsvorgängen vorausgeht, findet sich ein Vorklimakterium, welches um das 30. Lebensjahr einsetzt und welches bedingt ist durch das Gefühl der drohenden Entwertung des Genitales als Fortpflanzungsorgans und durch die äußeren Versagungen dieser Funktion, die mit sozialen Schwierigkeiten u. dgl. zusammenhängen. Der Kampf, der um diese Lebenszeit einsetzt, führt zu einer Steigerung der Libido, die möglicherweise auch durch ein biologisches Signal inauguriert wird.

Im Klimakterium selbst kommt es dann gleichsinnig mit den somatischen Vorgängen zu einem Involutionsprozesse der Libido, der sich unter den innigsten Wechselbeziehungen dieser beiden Reihen vollzieht, so daß eine Trennung primärer und sekundärer Einflüsse kaum möglich ist. Vor dem Rückzuge der Libido vom Genitale, vor dem endgültigen Eintritte in die postgenitale Phase kommt es zu starken inneren Kämpfen und zur Überkompensierung, die sich in dem gesteigerten Liebeshunger ausdrückt. Allmählich kommt es dann zu einer neuerlichen regressiven Besetzung der Klitoris als Erregungszentrums, ähnlich jener ersten Pubertätsperiode, in der die Vagina die Leitung noch nicht übernommen hatte.

Umgekehrt wie in der Pubertät findet sich also im Klimakterium erst eine Phase, in der die Frau stark auf das Objekt gerichtet, von der Sehnsucht erfüllt ist geliebt zu werden, und dann eine zweite Phase, die durch eine Regression auf die Klitorismasturbation und durch verstärkte Phantasietätigkeit charakterisiert ist, wobei diese beiden Phasen fließend ineinander übergehen, nicht streng voneinander getrennt sind, sich vielmehr verschiedene Elemente in verschiedener Weise miteinander verknüpfen.

Auch außerhalb der Sexualsphäre finden sich ähnliche Verhaltungsweisen wie in der Pubertät in umgekehrter Reihenfolge. Die Merkmale der ersten Phase sind leidenschaftliches Empfinden, frischer Lebensmut, seelische Spannung, Neigung zum Schwärmen wie in jungen Tagen. In sexueller Hinsicht findet sich in manchen Fällen gesteigerte Erregbarkeit, die sich mitunter bis zu einem „Genitalrausch“ steigert, in anderen Fällen treten die bekannten Begleiterscheinungen der bisher eventuell gut vertragenen Frigidität im Sinne von Stimmungswechsel und Gereiztheit auf. Bei manchen Frauen mit starken männlichen Tendenzen kann der jetzt in den Vordergrund tretende Weiblichkeitskomplex zu Störungen des seelischen Gleichgewichts und zum Auftreten neurotischer Erscheinungen führen, die in der bisherigen Entwicklung gefehlt haben.

In der zweiten Phase kann es zu onanistischen Phantasien und zu neurotischen Symptomen kommen, die die Situation der Pubertät oft in erstaunlicher Weise wiederholen. Typische Pubertätsphantasien, die Vergewaltigungsphantasie und die Dirnenphantasie können sich wieder einstellen, die übermäßige zärtliche Liebe zum Sohne tritt an Stelle der libidinösen Vaterbeziehung der Kindheit. (Des Zusammenhangs dieser Einstellung mit der Liebe der alternden Frau zum Jüngling wurde bereits früher gedacht). Der Kastrationskomplex mit seiner Angstentwicklung und auch Schuldgefühle können sich bemerkbar machen. Allerhand Veränderungen des Charakters und des Gemütslebens gehen mit der Regression der Libido einher. Reizbarkeit, depressive Stimmungen, Angstzustände und deren Äquivalente (Schwindel, Herzklopfen, Wallungen) können das Bild der Pubertätsstörungen getreu wiederholen und es zeigt sich im allgemeinen ein Parallelismus auch in der Richtung, daß das Klimakterium umso klagloser verläuft, je geringer die Störungen des seelischen Gleichgewichts in der Pubertät waren, so daß man mit einer gewissen Reserve aus dem Verlaufe der Pubertät eine Prognose des Klimakteriums stellen kann.

Therapie der klimakterischen Neurosen.

Was die Therapie der klimakterischen Neurosen betrifft, brauche ich auf die medikamentöse Behandlung und auf die namentlich von Aschner propagierte Behandlung mit Aderlässen, Diät und Abführmitteln nicht einzugehen, da diese Behandlungsarten in dem Buche dieser Sammlung „Die

Menstruation und ihre Störungen“ von Novak besprochen wurden. Wenn Novak in einer Vervollkommnung der Organotherapie das Ziel unserer therapeutischen Bestrebungen erblickt, so kann man das bei aller Würdigung der Psychogenese dieser Störungen bis zu einem gewissen Maße zugeben. Bei der wiederholt betonten innigen Wechselwirkung der beiden Reihen „Endokrinium und Psyche“ kann man sich wohl vorstellen, daß durch ein wirksames Präparat die Beschwerden auch von der endokrinen Seite her günstig beeinflußt werden können. Sicherlich wird man auch heute auf die Hormonbehandlung in den meisten Fällen nicht verzichten, wird sich aber sagen müssen, daß regelmäßige Erfolge trotz allen hoffnungsvollen Ansätzen in dieser Richtung vorläufig noch fehlen und daß es fraglich ist, ob und wie weit sich diese Hoffnungen erfüllen werden. Bei dem heutigen Stande der Dinge wird man sich eher vor einer therapeutischen Vielgeschäftigkeit, die mitunter die Beschwerden verstärkt und vervielfältigt, zu hüten haben und wird besonderen Nachdruck darauf legen müssen, eine psychische Beeinflussung der Kranken anzubahnen. Auch von Autoren, die streng auf dem Standpunkte der endokrinen Ätiologie der klimakterischen Beschwerden stehen, wird die Psychotherapie als die wirksamste Behandlungsmethode gerühmt. (Freilich müssen gegebenenfalls vorhandene organische Veränderungen dabei Berücksichtigung finden.)

Psychotherapie wird unbewußt von jedem befähigten Arzte betrieben. Ihre einfachste Form ist der Trost in seinen verschiedenen Varianten; auch Grobheit des Arztes kann mitunter Trost bringen, wenn sie dem Kranken die Beruhigung verschafft, daß an seinem Leiden nicht viel daran ist. Der Trost muß aber dem Kranken in überzeugender Form gegeben werden und das Vertrauen des Kranken zum Arzte zur Voraussetzung haben. In manchen Fällen kann das, was als Trost vorgebracht wird, auch entgegengesetzte Wirkungen hervorrufen.

Geregelte körperliche und geistige Beschäftigung, Vermeidung unnötiger Aufregungen durch die Umgebung, Gesellschaft verständiger und rücksichtsvoller Mitmenschen, auch der Rat, sich abzulenken und zu zerstreuen, der die Kranken mitunter von der Harmlosigkeit ihrer Leiden zu überzeugen vermag, sind vielfach von großem Nutzen. Bei der Auswahl der Beschäftigung wird man individuelle Neigungen berücksichtigen und auch das Ausmaß der Beschäftigung zu dosieren haben. Oft vermag die Beschäftigung mit Literatur und Kunst oder die Ausübung einer Fürsorgetätigkeit eine günstigere seelische Einstellung herbeizuführen.

Vielfach ist man imstande, durch Aufklärung der Angehörigen Konfliktstoffe zu beseitigen und dadurch den Zustand der Kranken zu bessern. Wo die häuslichen Verhältnisse ungünstig sind, wird man sich unter Umständen zu einer Entfernung aus dem häuslichen Milieu entschließen müssen. Dabei mögen auch Freiluftliegekuren und milde hydriatische Maßnahmen neben dosierter Beschäftigung günstig einwirken.

Von besonderer Bedeutung aber ist eine bewußte psychische Einflußnahme des Arztes, die sich im Rahmen einer gründlichen Aussprache über den Seelenzustand der Kranken abzuspielen, sie auf das Unbedenkliche und Vorübergehende ihrer Beschwerden aufmerksam zu machen, sie über die früher besprochenen Zusammenhänge ihres Leidens mit den seelischen Einstellungen dieser Lebensperiode in taktvoller Weise aufzuklären, sie aufzurichten und zu ermutigen, ihr Interesse auf eine zweckvolle Tätigkeit hinzulenken hat. Hypnotische Behandlung ist vielfach wirksam, aber nur in der Hand des geübten Psychotherapeuten statthaft und auch da stets mit gründlicher Aussprache zu kombinieren. Für schwerere Fälle ist eine vom erfahrenen Psychotherapeuten anzustellende psychische Behandlung notwendig. Auch darf man annehmen, daß eine psychoanalytische Behandlung, die knapp vor dem Klimakterium oder beim ersten Auftreten seelischer Schwierigkeiten einsetzt, schwereren neurotischen Störungen vorzubeugen vermöchte.

Psychosen des Klimakteriums.

Melancholie.

Von den leichteren depressiven Zustandsbildern des Klimakteriums gibt es fließende Übergänge bis zu psychotischen Depressionen, die durch den starken Grad der Verstimmung charakterisiert sind. Die Differentialdiagnose der leichteren, ebenso wie der schweren nervösen Depressionen gegenüber der echten Melancholie, der depressiven Phase des manisch-melancholischen Irreseins, ist oft nicht leicht, da zwischen der Melancholie, der Ausdrucksform einer produktiven Abnormität (Hellpach), einer krankhaften Anlage, und den psychopathischen

Depressionen, den Ausdrucksformen einer reaktiven Abnormität, der Neigung, auf Erlebnisse in krankhafter Weise zu reagieren, fließende Übergänge bestehen.

Die Erfahrung hat gelehrt, daß manisch-depressive Phasen nicht selten in Zeiten zum Ausbruche kommen, in denen endokrine Vorgänge, wie Pubertät, Generationsphasen oder Schilddrüsenerkrankungen, eine Rolle spielen, und es ist bekannt, daß gerade das Klimakterium ein Prädilektionsalter für das Auftreten der Melancholie darstellt, sei es, nachdem eine oder auch mehrere endogene depressive Phasen vorausgegangen sind, die gelegentlich Jahrzehnte zurückliegen mögen, sei es, daß gerade in diesem Alter die Melancholie zum ersten Male auftritt; in manchen von diesen Fällen läßt sich aber auch nachweisen, daß früher einzelne reaktive Depressionen vorgekommen sind. Vielfach lassen sich bei der klimakterischen Melancholie erbliche Faktoren verschiedener Art, also auch eine nicht spezifische familiäre Psychopathie, und Anomalien der vorpsychotischen Persönlichkeit aufzeigen.

Zweifellos haben bei der Melancholie in vielen Fällen auch andere als endogene Faktoren, nämlich frühere Erlebnisse und neu hinzukommende äußere Umstände auslösende Bedeutung oder wirken auf die Erkrankung gestaltend und umformend ein. So kann man sehen, daß sich einerseits typische melancholische Phasen an schwere seelische Erlebnisse anschließen, daß andererseits allerhand psychogene Erscheinungen dem Bilde der Melancholie eine besondere Färbung geben. So ist es auch bei den klimakterischen Depressionszuständen oft schwer zu entscheiden, welche Bedeutung man den körperlichen Umbildungsvorgängen, welche man der seelischen Umstellung zuzusprechen hat, die diese Lebensperiode von der Frau verlangt.

Auch die klimakterische Melancholie zeigt, gleich den endogenen Melancholien in jedem anderen Lebensalter, die Tendenz zu vollkommener Heilung. Sie weist aber vielfach eine besondere Färbung des Krankheitsbildes auf und ist oft durch ihre lange Dauer ausgezeichnet, so daß man sie früher als Rückbildungsmelancholie vom manisch-depressiven Irresein abgetrennt hat. Erst die Erfahrung, daß manche dieser Zustände noch nach mehr als einem Jahrzehnte in Heilung ausgingen, und die sich daraus ergebende Annahme, daß langdauernde Krankheitszustände, in denen die Kranken sterben, sozusagen nur durch den Tod am Abheilen gehindert worden sind, haben neuerdings dazu geführt, ihre Zugehörigkeit zum manisch-depressiven Irresein anzuerkennen.

Im klinischen Bilde der Melancholie ist vielfach schon das Äußere recht charakteristisch. Ein müder, starrer, durch Mimik wenig belebter Gesichtsausdruck zeugt von der tiefen Hemmung und von der Verminderung des Turgors und es finden sich auch sonst allerhand körperliche Erscheinungen: Eine Gewichtsabnahme, die mitunter den psychischen Symptomen vorausgeht, Schlafstörung, Kopfdruck und Kopfschmerzen, Appetitlosigkeit und Obstipation, oft mit allerhand subjektiven Beschwerden von seiten des Magens vergesellschaftet. Unter Umständen wird bei denselben Kranken jeder Anfall in gleicher Weise durch Beschwerden von seiten des Magens oder durch neuralgiforme Schmerzen eingeleitet und gelegentlich stehen die Beschwerden des Magen-Darmtraktes so sehr im Vordergrunde des klinischen Bildes, daß nur der erfahrene Fachmann in der Lage ist, die von anderer Seite gestellte Diagnose einer Magenneurose zu berichtigen.

In psychischer Hinsicht fällt vor allem die unbegründete oder zu kleinen Anlässen in deutlichem Mißverhältnisse stehende tiefe Traurigkeit auf, die sich, wenn sie schwerere Grade erreicht, in keiner Weise von außen her beeinflussen läßt. Die Kranken verlieren jedes Interesse an den Dingen, für die sie sich sonst interessiert haben, sie ziehen sich aus der Gesellschaft zurück, klagen oft darüber, daß das Gefühl der Liebe zu ihren Angehörigen geschwunden ist. Sie fühlen sich unfähig zu jeder geistigen Beschäftigung, klagen über ihr Unvermögen, sich zu konzentrieren, Gesprochenes oder Gelesenes zu verstehen, auch über eine Erschwerung der mehr mechanischen Tätigkeit in ihrem Haushalte. Dabei sind sie geneigt, sich selbst über ihre mangelnde Pflichterfüllung Vorwürfe zu machen, sie quälen sich mit dem Gedanken, daß sie faul geworden sind, kränken sich, daß sie ihren gewohnten Platz in der Familie nicht ausfüllen können. Die Kranken glauben vielfach, daß sie ihren Zustand selbst verschuldet haben, sie fühlen sich nicht krank, sondern halten sich für schlecht und haben deshalb in schwereren Fällen oft ein geringes Interesse an ärztlicher Behandlung. Ein tiefgehender Pessimismus beherrscht ihre Stimmung; sie halten sich für verlorene Menschen, glauben, daß nur der Tod sie heilen könne.

Das Leben ist diesen Kranken zu tiefst verleidet, sie sehnen den Tod herbei und suchen ihn nicht allzu selten selbst auf, wobei sie gelegentlich auch ihre „armen“ Angehörigen mit in den Tod nehmen. Häufig finden sich Selbstanklagen wegen Handlungen aus längst vergangener Zeit und oft von recht belangloser Art, und die Kranken betrachten ihren Zustand als gerechte Strafe für begangene Sünden. Der Vorstellung einer möglichen Besserung geben sie, auch wenn sie früher schon solche Krankheitsphasen mitgemacht und ihre Heilung an sich selbst erfahren haben, keinen Raum.

In vielen Fällen zeigt sich eine starke Hemmung der gesamten Motilität. Die Kranken können sich nicht entschließen, das Bett zu verlassen, oder sie liegen auf dem Divan herum, sie vernachlässigen ihre Kleidung und ihre Körperpflege, sie können sich oft nicht zu den kleinsten Handgriffen aufraffen. In manchen Fällen nimmt die Hemmung so hohe Grade an, daß Zustände von vollkommener Bewegungslosigkeit mit Verweigerung der Nahrungsaufnahme zustande kommen, sogenannte Stuporzustände. Doch findet sich gerade im Klimakterium nicht selten anstelle dieser motorischen Hemmung eine gewisse Unrast, eine zappelige Unruhe, die vielfach mit innerer Angst und mit einer Neigung zum Jammern und Klagen, gelegentlich auch mit einer nörgelnden, gereizten Note verbunden ist. Manche Kranke laufen ruhelos im Zimmer umher, kratzen sich, beißen an den Fingernägeln, zupfen an ihren Haaren. In schweren Fällen kann es zu hochgradigen ängstlichen Erregungszuständen und raptusartigen Selbstmordversuchen kommen. Bisweilen können sich schwerste Versündigungsideen entwickeln, die gelegentlich mit Sinnestäuschungen und mit einer Störung der Orientierung verbunden sind. Die Kranken glauben beispielsweise in einem Gefängnisse zu sein, hören allerhand Beschuldigungen und drohende Äußerungen u. dgl. mehr. Mitunter finden sich bei der Melancholie Zwangsvorstellungen, die unter Umständen einen breiten Raum im Krankheitsbilde einnehmen können. Sehr häufig zeigt die Melancholie typische Tagesschwankungen in dem Sinne, daß die Morgen- und Vormittagsstunden besonders qualvoll sind, während sich in den späteren Nachmittag- und Abendstunden eine gewisse Besserung der Verstimmung einstellt.

Vom psychologischen Standpunkte hat man zur Unterscheidung zwischen den echten Melancholien, mögen sie nun rein endogen aufgetreten oder seelisch provoziert sein oder mögen sie nur die Verschlimmerung einer dauernden subdepressiven Konstitution darstellen, und den psychogenen oder den psychopathischen Depressionen auf den Faktor der „Persönlichkeitsschichtung" hingewiesen, der in der neueren Psychiatrie eine bedeutende Rolle spielt und auf der Erkenntnis beruht, daß die biologische Persönlichkeit aus verschiedenen psychophysischen Schichten besteht.

Psychogene Verstimmungen sind mehr akute Reaktionen auf leicht erkennbare schwere seelische Erlebnisse, psychopathische Verstimmungen sind allmählich einsetzende Verstimmungszusände, bei denen das einzelne Erlebnis weniger von Bedeutung ist als die psychopathische Veranlagung, die insuffiziente Anlage, durch die diese Verstimmung den endogenen Erkrankungen wieder nähersteht. Meistens handelt es sich bei Kranken, die zu solchen Verstimmungen neigen, im Gegensatze zu den Zykloiden um Menschen, die mit sich und der Umwelt unzufrieden sind, weder im Berufe noch im Familienleben Befriedigung finden, die sich dem Kampfe ums Leben nicht recht gewachsen fühlen und die dann oft aus geringfügigem Anlasse in einen Zustand schwerer Unlust geraten, allerhand körperliche Beschwerden bekommen, die sie liebevoll beachten, wobei sich dann auch allerhand hysterische Züge und unechte Symptome einstellen und wobei die Kranken meistens die Neigung haben, den Verhältnissen der Außenwelt und ihrer Umgebung die Schuld an ihrer Erkrankung zuzuschieben.

Die echten endogenen Depressionen sind nach dieser Auffassung vornehmlich in der tiefsten Schicht der vitalen Sphäre lokalisiert, also tief im psychophysischen Organismus verankert, während sich die psychogenen Verstimmungen in einer höheren seelischen Schichte abspielen. Doch besteht, wie schon früher erwähnt wurde, eine kontinuierliche Reihe von Übergangsformen zwischen diesen beiden Erkrankungsarten, die in ihren Endgliedern zwar gut voneinander zu trennen sind, die aber in einzelnen Fällen oft schwer zu differenzieren sind, da Störungen der vitalen Gefühle auch bei reaktiver Depression vorkommen und ursprünglich rein reaktive Depressionen sekundär „vitalisiert" werden können (Kurt Schneider).

In differentialdiagnostischer Hinsicht haben folgende Momente einen gewissen Wert. Abgesehen von den schon früher erwähnten Faktoren der Erblichkeit und der Körperform, die begreiflicherweise nur einen bedingten Wert haben, finden sich bei der Melancholie gewisse körperliche Begleiterscheinungen, die der Ausdruck einer allgemeinen Turgorveränderung sind: ein Parallelgehen des Gewichtes mit den Verstimmungen (Gewichtsabnahme bei Zunahme, Gewichtszunahme bei Aufhellung der Verstimmung) und eine Neigung zu Obstipation auf der Höhe des Krankheitszustandes, außerdem gewöhnlich auch die besprochenen Tagesschwankungen, nämlich eine Besserung in den Abendstunden. Im Krankheitsverlaufe besteht ein gewisser Unterschied in der Abhängigkeit der psychogenen Depression vom Erlebnisse, das die Erscheinungsform der Krankheit auch in ihrem weiteren Verlaufe bestimmt, während bei der Melancholie, auch wenn sie psychisch ausgelöst ist, das psychische Erlebnis in der weiteren Entwicklung der Krankheit an Bedeutung verliert. Im psychischen Bilde dieser beiden Depressionsarten bestehen gewisse Verschiedenheiten in dem Sinne, daß die Trauer der psychogenen Depression mehr der physiologischen Trauer entspricht, während das tiefe Depressionsgefühl der Melancholie dem normalen Seelenleben viel fremder ist, viel quälender empfunden wird, als selbst die Trauer über den Verlust eines geliebten Angehörigen. Erklären es doch solche Kranke mitunter als Zeichen der bereits eingetretenen Besserung, wenn sie imstande sind, über einen schmerzlichen Verlust Trauer zu empfinden. Ebenso sind die Hemmung und die Angst des Melancholikers viel tiefer als die mehr apathische Stimmungslage des psychogen Deprimierten, und die Versündigungsideen dieser Kranken sind viel echter als die Selbstanklagen des psychogen oder psychopathisch Verstimmten, die eine mehr mißmutige Tönung aufweisen und eine mehr gegen die Umgebung gerichtete Note enthalten. Angst und Hemmung treten im seelischen Ausdrucke und im ganzen Verhalten des endogen Deprimierten, der sich mit seiner Krankheit identifiziert, meistens viel deutlicher zu Tage und machen einen echteren Eindruck, während die Depression des Psychopathen, der seiner Erkrankung fremder gegenüber steht und der seine subjektiven Beschwerden viel wichtiger nimmt, mehr den Eindruck des Sichgehenlassens macht und oft einen deutlichen Krankheitswillen verrät, wodurch das ganze Bild meistens ein weniger tiefes, mehr spielerisches, mitunter sogar unechtes Gepräge trägt. Gerade im Klimakterium aber finden sich oft auch bei der echten Melancholie psychogene und paranoide Züge und es kann deshalb in dieser Lebensperiode die Differentialdiagnose mitunter besonders schwierig sein. Das ist aber deshalb von Bedeutung, weil in den Verstimmungen dieses Lebensalters nicht selten auch in Fällen, die den Charakter der Melancholie nicht deutlich aufweisen, eine beträchtliche Selbstmordgefahr besteht.

Bei der Behandlung der endogenen Melancholie kann man einer medikamentösen Therapie nicht entraten. Neben dem Versuche einer hormonen Behandlung mit Ovarialsubstanz, unter Umständen in Kombination mit anderen Drüsenpräparaten, wie Schilddrüse und Hypophyse, kommen hier ausgiebige Schlafmitteldosen und namentlich bei Angstzuständen, eine Opiumbehandlung in Betracht. (Extr. opii 0,2, Pulv. et succ. liqu. q. s. ut f. pil No C, von 2mal 3 bis 2mal 7 Pillen täglich steigern — jeden 3. Tag um 2mal eine Pille — dann auf dieser Höhe bleiben und bei Besserung wieder allmählich zurückgehen.) Auch bewähren sich vielfach kleine Luminaldosen (0,015—0,02 pro dosi) mehrmals täglich, eventuell mit Opium kombiniert. Auch Pilokarpininjektionen in den üblichen Dosen werden empfohlen und der gelegentliche Erfolg von Eigenblutinjektionen (20 Kubikzentimeter aus der Vene entnommen und sofort intramuskulär injiziert) wird gerühmt. Doch sind diese Verfahren jedenfalls nur in leichteren Fällen wirksam.

Daneben wirkt auch in nicht allzu schweren Fällen eine Psychotherapie günstig ein, die zwar bei dieser Erkrankung nicht als kausale Behandlung angesehen werden kann, wohl aber die meistens vorhandenen reaktiven Begleiterscheinungen zu beeinflussen vermag. Für schwere Fälle mit ihrer erhöhten Selbstmordgefahr — doch muß man diese auch bei leichteren Fällen immer im Auge behalten — kommt nur die Behandlung in einer geschlossenen Anstalt in Frage.

Die chronischen Psychosen des Umbildungsalters.

Während die klimakterische Melancholie eine ihrem Wesen nach heilbare Krankheit darstellt, bildet das Klimakterium mit seinen physischen und psychischen Umwälzungen auch den Boden für das Auftreten eigenartiger Psychosen, die im allgemeinen eine ungünstige Prognose haben. Wir sehen hier von jenen Geisteskrankheiten ab, die, ohne eine stärkere innige

Beziehung zu diesem Lebensalter aufzuweisen, in ihm aber doch wohl unter dem Einflusse der endokrinen Veränderungen eine leichte Häufung erfahren oder die nur zufällig in diesem Alter auftreten. So ist es bekannt, daß schizophrene Zustände, insbesondere die paranoide Demenz, in dieser Lebenszeit eine gewisse Zunahme aufweisen, die möglicherweise mit den endokrinen Vorgängen zusammenhängt. Dagegen liegt es wohl ausschließlich an äußeren Umständen, wenn eine progressive Paralyse mitunter gerade im Klimakterium zum Ausbruche kommt.

Eine engere Beziehung zum Klimakterium aber zeigen Psychosen des „Umbildungsalters", die man von den präsenilen und senilen Psychosen des Rückbildungsalters zu trennen hat.

Schon vor vielen Jahren hat Krafft-Ebing einen klimakterischen Eifersuchtswahn beschrieben, der in der letzten Zeit in eine größere Gruppe paranoischer, durch Beeinträchtigungsideen und nicht selten auch durch Größenvorstellungen gekennzeichneter Krankheitsbilder einbezogen wurde, die Kleist zusammengefaßt und als Involutionsparanoia bezeichnet hat. Es handelt sich um Fälle, in denen es zwischen dem 40. und 50. Lebensjahre zu einer „paranoischen Umstimmung" der Persönlichkeit kommt, zu einer Veränderung der affektiven Einstellung der Persönlichkeit zur Umwelt, die meistens dauernd bestehen bleibt, ohne daß aber die Krankheit mit dem Bewußtseinszerfalle einhergeht, der die Schizophrenie kennzeichnet, und ohne daß es zu einer Abnahme der geistigen Fähigkeiten, zur Entwicklung einer Demenz kommt, wie sie beim präsenilen Beeinträchtigungswahn auftritt, der seine Entstehung bereits einem gewissen Abbau der psychischen Persönlichkeit verdankt. Erbliche Belastung durch depressive oder durch paranoische Erkrankungen lassen sich bei der Involutionsparanoia häufig nachweisen.

Die krankhaften Veränderungen des Affektlebens und die Anomalien der Stimmungslage stehen im Vordergrunde des Krankheitsbildes und führen dann zu allerhand Mißdeutungen und Wahnvorstellungen, zu Verfolgungs- und Vergiftungsideen, zu Erinnerungsfälschungen und zu Wahrnehmungsveränderungen im Sinne von Illusionen (unrichtige Deutung tatsächlicher Wahrnehmungen), seltener zu echten Halluzinationen, wobei dann auch allerhand körperliche Beschwerden zur Stütze der Mißdeutungen herangezogen, auch zu allerhand hypochondrischen Vorstellungen verarbeitet werden können. Die Stimmungslage dieser Kranken ist mannigfach zusammengesetzt: Depressive Momente und Züge einer gehobenen Stimmung können miteinander gemischt sein; Angstgefühl und erbitterte Auflehnung, gereizte Gekränktheit und zornige Empörung, Rachsucht und kampfbereite Aggression rufen argwöhnisches Mißtrauen und allerhand Verfolgungsideen hervor; die gehobene Stimmungslage kann zu optimistischen Eigenbeziehungen, zu Mißdeutungen in einem für die Kranken günstigen Sinne, zum Auftauchen allerhand ungerechtfertigter und wahnhaft festgehaltener Erwartungen Anlaß geben.

Nicht selten wird das ganze Bild von einer krankhaften Eifersucht beherrscht, die sich psychologisch sehr wohl aus der schon früher in ihren psychologischen Zusammenhängen erörterten gesteigerten sexuellen Erregbarkeit verstehen läßt. Auch Mißdeutungen im Sinne von sexuellen Beschimpfungen, denen sich solche Kranke nicht selten ausgesetzt fühlen, werden als Reaktionsbildungen auf das Gefühl der Scham und auf nicht eingestandene Selbstvorwürfe über die eigenen sexuellen Wünsche dieser Kranken verständlich. Auch kann sich als Reaktion auf die gesteigerte sexuelle Erregbarkeit, die als etwas Verwerfliches empfunden wird, eine besondere Überempfindlichkeit gegen sexuelle Anstößigkeiten entwickeln. Vielfach richten sich die argwöhnisch-mißtrauische Stimmungslage und die mit ihr zusammenhängenden Beeinträchtigungsvorstellungen dieser Kranken vornehmlich gegen die Personen der nächsten Umgebung, gegen den Gatten, gegen die Familie, gegen Hausgenossen.

In der Regel findet sich auch eine eigenartige Denkstörung, ein Gemisch aus einer Denkhemmung mit der Neigung zum Haften an gewissen Gedankeninhalten auf der einen und einer gewissen Sprunghaftigkeit des Denkens, das an die manische Ideenflucht anklingt, auf der anderen Seite. An ihren Wahnvorstellungen hängen die Kranken mit ungeheurer Zähigkeit, sie finden immer neues Material zu Klagen und Anschuldigungen, erzählen mit größter Weitschweifigkeit von ihren Erlebnissen, von denen sie voll und ganz beherrscht werden und die ihnen vielfach jede noch so einfache gewohnte Tätigkeit unmöglich machen.

Es bestehen Beziehungen zwischen diesen Krankheitserscheinungen und der vorpsychotischen Persönlichkeit, welche die Züge der späteren Erkrankung vielfach schon in milderen Formen erkennen läßt. Zumeist handelt es sich um Persönlichkeiten — Kleist nennt sie hypoparanoische Konstitutionen — die schon seit jeher durch ihren Eigensinn, ihre Reizbarkeit, ihre Empfindlichkeit, ihr erhöhtes Selbstbewußtsein, ihr Mißtrauen aufgefallen sind, oft um Frauen mit einer gewissen Tatkraft, um pflichttreue, gewissenhafte Menschen, mitunter mit sehr ausgeprägten männlichen Eigenschaften, um energische, herrschsüchtige Kampfnaturen, die vielfach wegen ihrer starken Hemmungen gegenüber ihren sexuellen Trieben kühl und gefühllos erscheinen. Die starke egozentrische Einstellung derartiger Frauen bringt ihren Verfolgungswahn dem Verständnisse näher. Das Herannahen des Alters erweckt in ihnen die Vorstellung, daß sie überall beeinträchtigt werden; sie fühlen sich zurückgesetzt, als alt und unbrauchbar zur Seite geschoben, nur mehr geduldet. Gelegentlich setzt die Erkrankung nach besonders affektbetonten Erlebnissen ein, oft sind es langdauernde, unlustbetonte Gemütsbewegungen, die für die Entstehung der Krankheit zweifellose Bedeutung haben, so daß man sich des Eindrucks nicht erwehren kann, daß neben den inkretorischen Veränderungen auch die Psychogenese bei der Entwicklung dieser Krankheit eine Rolle spielt.

Der Inhalt der krankhaften Vorstellungen wird gleichfalls durch allerhand Erlebnisse determiniert, wenn auch der Verlauf der ganzen Krankheit durch Erlebnisse meistens nicht wesentlich zu beeinflussen ist. Eine Tendenz zur Rückkehr zur Norm liegt im allgemeinen nicht im Charakter dieser Erkrankungen, doch gibt es immerhin einzelne Fälle, in denen es zu einer gewissen Rückbildung der krankhaften Erscheinungen kommt, in denen die Wahnideen in den Hintergrund treten; und in seltenen Fällen gelingt es namentlich im Beginne durch systematische Aussprache und ruhige Aufklärung über die dargestellten psychologischen Zusammenhänge eine gewisse psychische Beeinflussung zu erzielen.

Als Beispiel einer solchen Erkrankung sei in kurzen Zügen die Krankheitsgeschichte einer 50jährigen Frau wiedergegeben, die einige Zeit nach dem plötzlichen Aufhören der Menstruation erkrankte. Sie wurde interniert, weil sie eines Tages die Polizei mit der Klage aufsuchte, daß man ihr nach dem Leben trachte, mit Morphiumspritzen auf sie spritze. In der Anstalt trat bald eine gewisse Beruhigung ein, doch hielt die Kranke nach ihrer Entlassung an ihren Wahnvorstellungen fest und bildete sie weiter. Sie gab an, daß in dem Hause, in dem sie wohne, einige Frauen beschlossen hätten, ihr ihren Mann wegzunehmen, um einer anderen Frau den Platz frei zu machen. Man habe den Mann zwingen wollen, um die Scheidung einzureichen, und habe, da er sich geweigert habe, beschlossen, sie zu entfernen. Die Kranke ist unerschöpflich in der Darstellung der verschiedenartigsten Anfeindungen, die ihr von ihren Hausleuten zuteil werden. Sie hat massenhaft Parästhesien und auch allerhand Schmerzen im ganzen Körper, die immer auftreten, wenn eine Nachbarin mit einer Spritze, die unter einem Tuche versteckt ist, sie anspritzt. Sie hört allerhand Äußerungen, daß man sie aus dem Wege schaffen wolle, sie geht nicht mehr in den Garten, besorgt ihre Einkäufe nicht mehr, um sich keinen Feindseligkeiten auszusetzen. Wenn sie mit jemandem spricht, läuft es ihr heiß über den Rücken. Auch in einem Landorte, in dem sie sich kurze Zeit aufhielt, wurden diese Anfeindungen fortgesetzt. „Die sind von hier informiert, das ist eine Hand“, ist ihre mit dem typischen geheimnisvollen Lächeln vorgebrachte Motivierung.

Entsprechend der Kraepelin'schen Scheidung der Paraphrenie von der Paranoia hat Šerko den Versuch gemacht, von der Involutionsparanoia eine Involutionsparaphrenie abzutrennen, die aber wohl mit größerem Rechte den Spätformen der paranoiden Demenz zuzuzählen ist. Šerko schildert als Kennzeichen der Involutionsparaphrenie das Auftreten von Verfolgungs-, Beeinträchtigungs-, Benachteiligungsvorstellungen, die gelegentlich auch mit einer Selbstüberschätzung verbunden sind und unter denen Wahnideen, die sich auf sexuelle Gedankenkomplexe beziehen, eine besondere Rolle spielen. (Solche Komplexe machen sich ja bei klimakterischen Frauen auch normalerweise stark geltend, sei es, indem sie manifest dem Bewußtseinsinhalte ihre Färbung geben, sei es, daß sie im latenten Zustande in ständiger Bereitschaft liegen, um auf jede Anregung hin anzuklingen). So finden sich bald Eifersuchtswahnideen exzessivster Art, bald Wahnideen mit dem Inhalte sexueller Bedrohung, Schändungswahnideen, Klagen über sexuelle Schikanen und Belästigungen, Heiratswahn u. dgl. Doch entwickeln sich auch Beeinträchtigungs- und Benachteiligungswahnvorstellungen von nichtsexueller Färbung. Es werden Klagen über Zurücksetzungen und über Schikanen vorgebracht, die sich vielfach auf Kleinigkeiten beziehen, und es verbindet sich damit häufig eine Neigung zum Nörgeln und Querulieren über Kleinigkeiten. Illusionen, teils sexuellen, teils beschimpfenden, beleidigenden, bedrohenden, aber auch wunscherfüllenden, beglückenden Inhalts und Trugerinnerungen komplizieren das Krankheitsbild, das auch mit auffälligen Stimmungsschwankungen einhergeht, mit gehobener, heiterer Stimmung, Überschwenglichkeitsgefühlen, auch Größenwahn auf der einen, Gereiztheit, Verbitterung, Entrüstung auf der anderen Seite.

Als differentialdiagnostische Momente gegenüber der Paraphrenie in anderen Lebensaltern wird der akutere Beginn dieser Erkrankung, das rasche Einsetzen der affektiven Störungen, der Wahnideen und Sinnestäuschungen hervorgehoben. Das ganze Krankheitsbild erreicht bald seinen Höhepunkt, um dann meistens chronisch zu verlaufen. Von der Involutionsparanoia unterscheidet sich diese Psychose durch die allmähliche Entwicklung einer gewissen geistigen Abschwächung, die durch das etwas schrullenhafte, zerfahrene, unzugängliche, wenig ansprechbare Wesen der Kranken charakterisiert ist. Gegenüber der Schizophrenie wird betont, daß nicht so hohe Grade des geistigen Rückgangs erreicht werden und nicht die eigentümliche Färbung des Zerfalls der Persönlichkeit auftritt wie bei der Schizophrenie.

Für die praktische ärztliche Betätigung treten die chronischen Psychosen des Umbildungsalters mit ihrer prinzipiell geringen Beeinflußbarkeit hinter den neurotischen Zuständen des Klimakteriums begreiflicherweise ganz in den Hintergrund. In schwereren Fällen ist eine Anstaltsinternierung notwendig.

Sachverzeichnis.

Der Aufbau der Psychose. Grundzüge der psychiatrischen Strukturanalyse. Von Dr. med. **Karl Birnbaum,** Privatdozent der Psychiatrie an der Universität Berlin. VI, 108 Seiten. 1923. RM 3.60

Nervöse und psychische Störungen während Schwangerschaft, Geburt und Wochenbett. Von Professor Dr. **E. Siemerling,** Kiel. (Sonderabdruck aus „Handbuch der Geburtshilfe", herausgegeben von A. Döderlein, München, Band II.) IV, 52 Seiten. 1916. RM 2.40

Die Menstruation und ihre Störungen. Von Professor Dr. **Josef Novak,** Wien. (Bildet Band XI der „Bücher der ärztlichen Praxis.") Mit 6 Textabbildungen. III, 93 Seiten. 1928. RM 3.—

Die Wechseljahre der Frau. Von Privatdozent Dr. **Hans Zacherl,** Assistent der Universitätsfrauenklinik in Graz. („Abhandlungen aus dem Gesamtgebiet der Medizin".) Mit 1 Textabbildung. VI, 128 Seiten. 1928. RM 7.50

Für die Abonnenten der „Wiener Klinischen Wochenschrift" ermäßigt sich der Bezugspreis um 10%.

B) **Sexualleben und Nervenleiden.** Von Hofrat Dr. **L. Löwenfeld,** Spezialarzt für Nervenkrankheiten in München. Nebst einem Anhang: Über Prophylaxe und Behandlung der sexuellen Neurasthenie. Sechste, vermehrte und zum Teil umgearbeitete Auflage. VIII, 294 Seiten. 1922.
RM 8.—; gebunden RM 10.—

Die Hysterie. Von Professor Dr. **M. Lewandowsky,** Berlin. (Sonderabdruck aus „Handbuch der Neurologie", Band V.) III, 192 Seiten. 1914. RM 6.30

Die Psychologie in der Psychiatrie. Eine Einführung in die psychologischen Erkenntnisweisen innerhalb der Psychiatrie und ihre Stellung zur klinisch-pathologischen Forschung. Von Dr. **Arthur Kronfeld,** Berlin. VII, 106 Seiten. 1927. RM 4.80

Das mit B) bezeichnete Werk ist im Verlage von J. F. Bergmann, München, erschienen.